Patrick Flanagan
Gael Crystal Flanagan

Elixier der Jugendlichkeit
Du bist, was Du trinkst

Patrick Flanagan
Gael Crystal Flanagan

Elixier der Jugendlichkeit

Du bist, was Du trinkst

Waldthausen

Titel der Originalausgabe
»Elixir of the Ageless«

2. Auflage 1994

Satz und Gestaltung: Agentur & Satz, 27718 Ritterhude
Druck: Buchdruckwerkstätten Hannover GmbH
Dieses Buch wurde auf chlorfrei gebleichtem Papier gedruckt.

ISBN 3-926453-67-2
Printed in Germany

Inhaltsverzeichnis

Illustrationen

Anhang

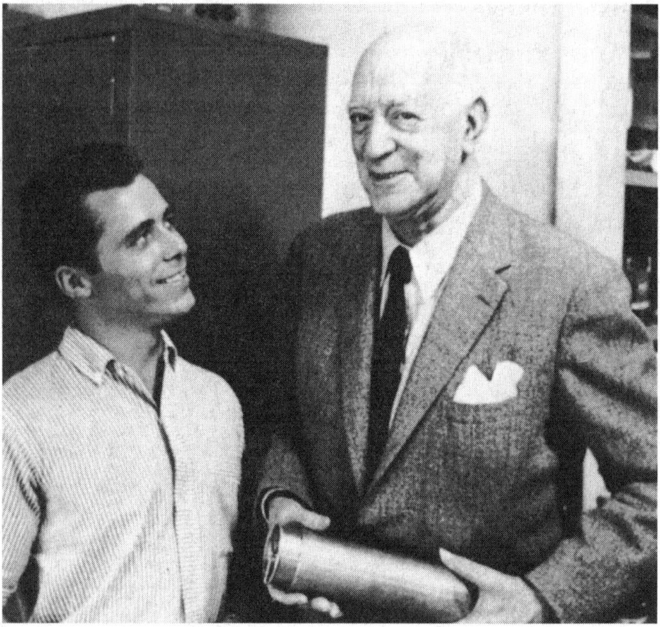

Dr. Henri Coanda, Vater der Strömungslehre, und *Patrick Flanagan* im Huyck Forschungslaboratorium in Stamford, Connecticut, im Juni 1963. *Dr. Coanda* war der Wissenschaftler, der entdeckte, daß das Geheimnis eines langen Lebens in der Struktur des Wassers liegt. Er sagte zu *Patrick Flanagan*: *»Wir sind, was wir trinken.«* *Dr. Coanda* vertraute *Patrick Flanagan* die Geheimnisse einer lebenslangen Erforschung des Wassers an und schickte ihn auf die Suche nach dem Geheimnis des Wassers von Hunza.

Vorwort

Dr. Patrick und *Gael Crystal Flanagan* zeigen im vorliegenden Buch in sehr persönlicher Weise den Weg Ihrer Forschung in Bezug auf biologische Aspekte des Wassers. Wasser ist nicht nur die bedeutendste Flüssigkeit in unserem Leben, wir selbst bestehen zu mehr als 70% aus Wasser. Auf die Tatsache, daß die Wasserqualität, die wir täglich trinken, sehr stark unsere Gesundheit beeinflußt, wurde bereits von vielen Wissenschaftlern hingewiesen. Prof. Vincent hat in diversen Studien gezeigt, daß die Sterblichkeitsrate bei reinem Wasser in einem Zeitraum von 5 Jahren bei etwa 200 pro 100.000 Einwohner liegt, während die Sterblichkeitsrate bei gechlortem, aufbereitetem, sehr hartem Wasser bei fast 2000 pro 100.000 Einwohnern liegt.

Die Erkenntnisse von *Dr. Coanda*, einem der Lehrer *Dr. P. Flanagans*, daß das Wasser der Bewohner von Hunza für deren Langlebigkeit verantwortlich ist, liegt für mich auf der Hand. Von dieser Erkenntnis bis zur Analyse der biophysikalischen Grundlagen dieses Wassers war jedoch ein weiter Weg, und die wissenschaftliche Leistung muß umso mehr geschätzt werden, da die *Drs. P.* und *G. Flanagan* die klassischen Wege der physikalischen und chemischen Betrachtung der Eigenschaften von Wasser verlassen mußten und einen eigenen Weg der Erfassung der relevanten Parameter finden mußten.

Das vorliegende Buch zeigt in eindrucksvoller Weise die Bedeutung einer überregionalen Ordnung der Wassermoleküle in Form von strukturellen Elementen im Wasser. Für die Bildung dieser Strukturen werden geladene Kolloide aus verschiedenen Mineralstoffen herangezogen, die durch eine organische Polymerschicht untereinander isoliert sind. Ein solcher Weise strukturiertes Wasser weist sicher »quasikristalline« Elemente auf, die sehr gut mit dem Begriff von Flüssigkristallen vergleichbar sind.

In den letzten Jahren wurden erhebliche Fortschritte zu dieser Thematik gemacht. Vor allem die Chaostheorie konnte hier einiges zeigen. Man neigt zu der Annahme, daß für den Zustand der Gesundheit eine stabilisierte Ordnung der Lebensvorgänge im Organismus charakteristisch sei, während Krankheit auf einer Störung oder einem Verlust dieser Ordnung beruhe. Gesundheit wird identifiziert mit Ordnung, Krankheit mit gestörter oder verlorener Ordnung, also mit Chaos. Diese einfache Zuordnung steht mit einigen Fakten und Beobachtungen nicht im Einklang: Im Zustand der Gesundheit sind sowohl Elemente der Ordnung als auch des Chaos enthalten, ja sie bringen erst gemeinsam diesen Zustand hervor. Krankheit kann sowohl durch das Übergewicht als auch durch den Mangel von einem der beiden Elemente charakterisiert werden. Es gibt Krankheiten als Folge einer erstarrten Ordnung und Krankheiten als Folge der Herrschaft der Unordnung.

Die Anthroposophen beschreiben das Wasser bereits seit langer Zeit als sensibles Chaos. Chaos ist neben Ordnung als Element der Gesundheit nicht einfach die Abwesenheit jeglicher Gesetzmäßigkeiten, sondern man spricht heute vom »deterministischen Chaos« und versteht darunter einen Zustand, der durch nichtlineare, vernetzte Systeme bedingt wird, wo kleinste Änderungen des Anfangszustandes zu einem zwar gesetzmäßigen, doch infolge der Komplexität nicht vorhersehbaren Endzustand führen.

Das wesentliche Element in der Wirkung des Wassers auf den menschlichen Organismus ist das vegetative Grundsystem nach *Pischinger*. Das Grundsystem besteht aus den Zellen des weichen undifferenzierten Bindesgewebes, wie Reticulumzellen und Fibroblasten, aus der extrazellulären Gewebsflüssigkeit, aus den Kapillaren und aus den vegetativen Nervenendungen. Nirgends gibt es einen unmittelbaren Kontakt zwischen Organzellen mit Kapillaren und vegetativen Nervenendfasern. Das bedeutet aber, daß jeder Reiz und jeder Stoffwechselvorgang über die extrazelluläre Gewebsflüssigkeit gehen muß. Störungen im Regulationsverhalten dieses Systems wirken sich somit ganzkörpermäßig aus.

Das Grundsystem durchzieht mit Ausnahme der obersten epithelialen Haut und Schleimhautschichten den gesamten Organismus. Es ist das einzige »Organsystem«, das mit allen Organzellen in unmittelbaren Kontakt steht.

Die normale Gewebsflüssigkeit ist in einem Gel-Zustand, ist eiweißarm und enthält reichlich Mucopolysaccharide und Elektrolyte. Unter Reizeinflüssen verändert sich die Gewebsflüssigkeit: Sie geht in einen Sol-Zustand über, ihr Gehalt an Mucopolysacchariden und Elektrolyten ändert sich. Diese Änderungen im Sol- und Gel-Zustand können durch Kolloide ebenso wesentlich beeinflußt werden wie durch Verschiebungen im pH- bzw. Redoxpotential.

Das vegetative Grundsystem ist auch für die unspezifische Abwehr beim Menschen verantwortlich. Das heißt bei einem gut arbeitenden Grundsystem ist der Mensch weniger anfällig, grippale Infekte und andere Erkrankungen zu bekommen. Auch bei chronischen progredienten Entzündungen wie Allergien, Rheuma und Tumoren ist das Grundsystem der bestimmende Faktor. Es fällt auf, daß im unspezifischen Abwehrverhalten keine Unterschiede zwischen chronisch progredienter Entzündung und Tumorerkrankung bestehen. Gemeinsam ist ihnen nicht nur der Mangel an Reagibilität, sondern auch die Stoffwechsellage: Proteinmangel, Elektrolytmangel, Eisenmangel, Erythrozytenmangel und Mangel an ungesättigten Bindungen im Blutserum. Ihr einziger Unterschied ist, daß eine Entzündung selbst zur Blockierung des Grundsystems führen kann, während ein Malignom erst unter der Voraussetzung der Blockierung entstehen kann, so daß der Rolle chronischer Entzündungen in der Pathogenese maligner Erkrankungen erhöhte Beachtung geschenkt werden muß.

Neben diesen zellulären Betrachtungen reagiert das Grundsystem auch in seiner Flüssigkeitsstruktur, das heißt seiner Information in den Clustern. Jeder unspezifische Reiz, ganz egal ob es sich um Licht, elektromagnetische Felder, magnetische Felder oder auch

Wasser selbst handelt, führt zu einer Reaktion des Grundsystems, das seine Impulse über den Weg der vegetativen Nerven an das Gehirn (ZNS) weitergibt.

Ebenso wird das Blut und hier im besonderen die Eigenschaften der Erythrozyten, der roten Blutkörperchen, durch geladene Teilchen, z.B. Kolloide, in einem sehr großen Ausmaß beeinflußt. Die Ladung bewirkt, daß die Teilchen nicht zusammenkleben und ihre Oberflächenspannung sich ändert. Es wird dadurch der Sauerstofftransport verbessert und indirekt auch die Stoffwechselaktivität der Organzellen. Alle Lebensprozesse können dadurch aktiviert werden, und auch die Ausscheidung von Toxinen und Schlackenstoffen kann verbessert werden.

Daß »quasikristalline« Bereiche im Wasser tatsächlich existieren, läßt sich auch mit physikalischen Versuchen nachweisen. Hierzu kann z.B. die »Square Wave Voltametrie«, »Hochfrequenzaufnahmen nach Kirlian« sowie die anthroposophischen Methoden der »Kupferchloridkristallisation« und die »Steigbildmethode« herangezogen werden.

Ebenso zeigten Pflanzenwachstumsversuche mit dem Wasser der Vöslauer Thermalquellen erstaunliche Ergebnisse hinsichtlich der Existenz einer Wasserstruktur. Es wurden im Rahmen dieser Experimente die Gießwasserflaschen zwei Tage auf den S- bzw. N-Pol eines Blockmagneten gestellt. Daneben existierte noch eine Kontrollgruppe ohne Feldeinflüsse. Nach sechs Wochen zeigten die mit diesem Wasser gegossenen Pflanzen im Fall der »S-Pol-Gruppe« einen eindeutigen Wachstumsvorsprung um etwa

25%, im Fall der »N-Pol-Gruppe« eine Wachstumshemmung um etwa 25% gegenüber der Kontrollgruppe. Die Pflanzen selbst hatten nie einen Magneten gesehen, nur das Gießwasser. Das Wasser mußte sich diesen Einfluß also »gemerkt« haben, um in der Weise das Pflanzenwachstum zu verändern.

Die »Flüssigkristallkolloide« von *Drs. P.* und *G. Flanagan* können in Verbindung mit reinem Wasser sicher als sehr wertvoller und sehr universell einsetzbarer Beitrag zur Verbesserung der Gesundheit vieler Menschen angesehen werden. Auch das vorliegende Buch ist ein sehr wertvoller Beitrag, das Verständnis vieler Menschen auf diese Tatsachen zu lenken und die Bedeutung des Wassers für ihre Gesundheit zu zeigen.

Dr. Peter Kokoschinegg, Physiker, Henndorf

Kapitel 1

Wasser – Elixier der Jugendlichkeit

Hoch in den Bergen Nordindiens, am Ausläufer des Hindu Kush, liegt das legendäre Shangri-La. Der Film *»Lost Horizons«* wurde in dem uns als Hunza bekannten Landstrich gedreht. Im Film ist Shangri-La ein hoch in den Bergen versteckt gelegenes, von zerklüfteten Berggipfeln umgebenes Tal.

Die Bewohner von Shangri-La erhalten sich »ewig« jung, solange sie in dem Tal bleiben, das die Kraft ewiger Jugend an seine Bewohner verschenkt.

Shangri-La ist zwar nur eine Legende, aber die meisten Legenden basieren zum Teil auf Tatsachen. Im rauhen Gebiet von Hunza werden die Menschen bis zu 130 Jahre alt und erfreuen sich dabei einer hervorragenden Gesundheit. Sie sind frei von den Krankheiten, die den modernen Menschen der Industrienationen heimsuchen. Viele dieser Menschen aus dem Hunzatal bekommen sogar noch Kinder, nachdem sie das Lebensalter von 100 Jahren überschritten haben!

Die lange Reise ins Hunza-Tal ist schwierig. Verläßt der Reisende Shrinagar, geht es auf schmalen Pfaden, die sich gefährlich an felsige Abhänge schmiegen, hoch hinauf ins Karakorum-Gebirge. Es geht über Seilhängebrücken, die Abgründe überbrücken, die 1000 m tief zu eiskalten Flüssen reichen.

Schließlich erreicht man das 2500 m hoch gelegene Bergtal Hunza. Das versteckte Tal wird von über 100 Bergen umgeben, die höher als 6000 m sind. Diese Berggipfel mit blauen Gletschern sind Millionen von Jahren alt. In der Ferne kann man den Gipfel des Nanga Parbat sehen, den dritthöchsten Berg der Welt.

Jahrzehntelang schon haben Dutzende von Wissenschaftlern und Gesundheitsforschern die lange Reise nach Hunza unternommen, um hinter die Geheimnisse eines langen Lebens und ewiger Jugend zu kommen. Die meisten Forscher haben sich mit der Kost der dortigen Bewohner befaßt, weil sie davon ausgingen, daß das Geheimnis eines langen Lebens in ihren Eßgewohnheiten liegt. Die Kost ist zwar außerordentlich wichtig, das primäre Geheimnis von Hunza liegt aber nicht darin, was die dortigen Bewohner essen, sondern in dem, was sie trinken. Die Hunzas glauben, daß ihr Wasser ein Elixier für langes Leben ist.

Der Mir oder König von Hunza sagte der Gesundheitsforscherin Betty Lee Morales: *»Unsere gute Gesundheit und unser langes Leben ist in unserem Wasser begründet. Es kommt von den Gletschern und enthält bestimmte Mineralien, die unsere Zellen neu beleben.«*

Die ganze Geschichte hindurch haben Hunderte von Forschern die Welt auf der Suche nach einer legendären »Quelle der Jugend« bereist. Könnte es sein, daß diese Quelle in der entlegenen Gegend von Hunza liegt?

Es gibt mindestens fünf Regionen auf der Erde, wo die Menschen über 100 Jahre alt werden. Diese Gebiete haben alle etwas gemeinsam. Die Menschen, die dort leben, behaupten, daß die Mineralien in ihrem Wasser sie jung und gesund halten.

In allen Fällen ist das Wasser 'trübe' und kommt von eisblauen Gletschern. Gletscherwasser hat keinen Mineralstoffgehalt und entspricht fast reinem destilliertem Wasser. Im Frühjahr, wenn die Gletscher schmelzen, wandert das Wasser durch mineralstoffhaltige Gebiete und nimmt auf seinem Weg energiereiche »kolloidale« Mineralien auf.

Anfang der 30er Jahre machte *Dr. Henri Coanda,* ein rumänischer Wissenschaftler, der als Vater der »Strömungslehre« gilt, eine Reise nach Hunza.

Er reiste auch zu den anderen fünf entlegenen Gebieten auf der Erde, wo die Menschen über 100 Jahre alt werden und dabei völlig gesund bleiben. Zu den Regionen, die er besuchte, gehörten die Republik Georgien hoch in den Bergen von Rußland, ein entlegenes Gebirgstal in der Äußeren Mongolei, das Gebirgstal Vilcabamba in Ecuador und ein weiteres verstecktes Tal in Peru. An all diesen Orten schreiben die Eingeborenen ihre Gesundheit und ihr langes Leben ihrem trüben kolloidalen Mineralwasser zu.

Am Ende seiner Forschungsarbeit kam *Dr. Coanda* zu dem Schluß, daß aus der alten Redensart *»Man ist, was man ißt« »Man ist, was man trinkt«* werden sollte.

Dr. Coanda verbrachte die meiste Zeit seines eigenen über hundertjährigen Lebens damit, nach dem

Geheimnis des Wassers von Hunza zu suchen. Als er starb, war er Präsident der rumänischen Akademie der Wissenschaften.

Anfang der 60er Jahre wurde *Dr. Coanda* als Berater von den Huyck Forschungslaboratorien in Stamford, Connecticut, engagiert. Die *Huyck Corp.* hatte eine Forschungsgruppe etabliert, die sich mit der Erforschung ungewöhnlicher naturwissenschaftlicher Phänomene befaßte.

Huyck unterhielt zu der Zeit zwei Hauptforschungsprojekte: den Coanda-Effekt und ein elektronisches Hörgerät, bekannt als Neurophon, das ich erfunden hatte. Ich war 18, und *Dr. Coanda* ging auf 85 zu.

Der Coanda-Effekt ist das Phänomen der Strömung, durch das Flugzeuge zum Fliegen gebracht werden können. Einfach ausgedrückt, wenn eine Flüssigkeit über eine Oberfläche fließt, bleibt sie an dieser Oberfläche haften. Wenn sich die Oberfläche wölbt, folgt die Flüssigkeit der Wölbung und reißt auch die sie umgebende Flüssigkeit mit sich mit oder fängt sie mit ein. Wenn die Wölbung und die Geschwindigkeit der Flüssigkeit miteinander in Resonanz sind, fungiert die Vorrichtung als Flüssigkeitsverstärker. Volumen und/oder Beschleunigung werden dadurch verstärkt.

Diese Entdeckung führte zur Entwicklung von Flüssigkeitscomputern, Flüssigkeitsverstärkern und einer Reihe anderer Erfindungen, die das Leben leichter machen.

Eine der Erfindungen, die auf dem Coanda-Effekt beruht, bringt eine so rasche Änderung in der Strömung und des Druckes der Flüssigkeit hervor, daß die Temperatur der über die Oberfläche strömenden Luft herabgesetzt wird. Die Temperaturänderung ist so groß, daß Eiskristalle und richtige Schneeflocken entstehen, wenn Wasser in den Luftstrom gespritzt wird.

Diese Vorrichtung nennt man Coanda-Düse. In den dreißiger Jahren wurde sie verwendet, um den ersten künstlichen Schnee für Frankreichs Skihänge herzustellen.

Solange *Coanda* in den *Huyck* -Forschungslaboratorien beschäftigt war, arbeitete er an der Entwicklung einer Reihe von Geräten mit, die sich den Coanda-Effekt zunutze machten. Dazu gehörte ein Torpedo, der mit einer Geschwindigkeit von 185 km/h durchs Wasser gleiten konnte, ohne dabei eine Blasenbahn zu hinterlassen.

An *Dr. Coandas* 85. Geburtstag wurde ihm zu Ehren bei *G. Harry Stine*, Leiter der Forschungsabteilung des Laboratoriums, eine Party gegeben. Da ich 18 Jahre alt war, wollte ich dem Doktor etwas Höfliches sagen. Ich sagte ihm, daß ich hoffte, mit 85 so gesund zu sein wie er. Er schaute mir in die Augen und erwiderte: *»Wenn Sie 85 Jahre alt sind, reden wir darüber.«*

Da *Coanda* und ich beide Erfinder und Berater bei *Huyck* waren, wurden wir gute Freunde. Eines Tages bat er mich, ihn in seinem Büro zu besuchen, da er mir etwas äußerst Wichtiges zu sagen hätte.

Er sagte, er wolle mir die Ergebnisse seiner lebenslangen Suche nach der Quelle der Jugend mitteilen. Da er möglicherweise seine Forschungsarbeit zu keinem Ende führen werde, dachte er, daß ich vielleicht auf die Antwort stoßen könnte, da ich noch mein ganzes Leben vor mir hätte.

Er erzählte mir von seinen Weltreisen, auf denen er das kostbare Gletscherwasser der fünf bereits erwähnten Regionen untersucht hatte, aber nicht in der Lage gewesen sei, das Geheimnis des Wassers dieser Gegenden zu entschlüsseln.

Er erklärte, daß das Geheimnis eines langen Lebens irgendwie mit der molekularen Struktur des Wassers zusammenhängt. Er konnte in diesen Gegenden das Wasser untersuchen, indem er mit seinem »Schnee erzeugenden Flüssigkeitsverstärker« Wasserproben zu Schneeflocken werden ließ.

Er sagte, daß Schneeflocken lebende Gebilde mit einem Strömungssystem sind. Dieses System besteht aus feinen Kanälen, die sich im Inneren der geometrischen Struktur der Schneeflocke befinden. Diese Kanäle entsprechen dem Kreislaufsystem bei Tieren und Pflanzen. Bei diesen Kanälen handelt es sich um winzige Gefäße, in denen nicht-gefrorenes Wasser zirkuliert.

Dieses Wasser ist kein normales Wasser, d.h. das flüssige Kristallwasser der Schneeflocke friert nicht bei 0 °C wie normales Wasser. Es gefriert viel langsamer. Wenn das Wasser in diesen Adern schließlich friert, ist die Schneeflocke am Ende ihres »Lebens« angekommen.

Indem er die Lebenszeit der Schneeflocke bestimmte, konnte er eine direkte Beziehung zur Lebensdauer der Menschen in dem Gebiet feststellen, in dem er das Wasser untersuchte. Er sagte, daß dieses anomale Wasser der Schlüssel zum langen Leben dieser Leute sei.

Er war der Meinung, daß ich eines Tages hinter die geheimnisvolle Ursache dieser Anomalie kommen und danach in der Lage sein würde, das Geheimnis des Hunza-Wassers den Menschen in der ganzen Welt weiterzugeben.

Das war 1963. Kurz danach ging *Dr. Coanda* nach Rumänien, wo er Präsident der rumänischen Akademie der Wissenschaften wurde.

Kapitel 2

Die Suche nach dem Geheimnis der Quelle ewiger Jugend

Meine Zusammenkunft mit *Dr. Coanda* war der Beginn einer 24jährigen Suche nach der geheimnisvollen Struktur des Wassers von Hunza.

Es scheint, daß Wasser eine schwer erfaßbare Substanz ist, deren wirkliche Struktur sich der Analyse entzieht. Bis heute (August 1986) weiß niemand auf der Welt genau, welche Struktur flüssiges Wasser wirklich hat, obwohl wir wissen, daß es eine Struktur hat.

Das Wasser von Seen, Flüssen und Meeren ist ein wahres molekulares Durcheinander mit sehr wenig Struktur. Röntgenuntersuchungen zeigen, daß es sich in diesem riesigen Durcheinander bei einem kleinen Prozentsatz von Molekülen um Flüssigkristalle handelt. Dieser Prozentsatz ändert sich mit der Temperatur. Man kann diese Flüssigkristalle als »Eisberge« sehen, die auf irgendeinem Meer mit starker Molekularbewegung dahintreiben. Diese Strukturen kommen bei jeder Temperatur vor, auch in kochendem Wasser. Wenn Wasser abgekühlt wird und sich dem Gefrierpunkt nähert, nimmt die Zahl dieser Flüssigkristalle zu.

Wir wissen, daß die grundlegende Formel von Wasser H-O-H oder H_2O ist. Diese Formel für Wasser trifft nur auf den dampfförmigen Zustand zu. Wenn Wasserdampf zu einer Flüssigkeit kondensiert wird, wird die Formel viel komplexer.

Man kann sagen, daß Wasser Flüssigkristalle mit variablen Bindungen enthält. Dies bedeutet, daß Wasser seine Struktur in Abhängigkeit von inneren und äußeren Kräften und Feldern ändert.

Seine Struktur ändert sich auch in Abhängigkeit vom Material, in dem es aufbewahrt wird. Wasser kann auch verschiedene Anteile von gelösten Gasen in seiner Struktur speichern, am bekanntesten sind Kohlendioxyd, Stickstoff und Sauerstoff.

Wasser ist die Ursubstanz, von der alles Leben ausgeht - und von der alles Leben erhalten wird. Es ist schon ein außergewöhnlicher Stoff.

Wasser bedeckt drei Viertel der Erdoberfläche, und unser Gesamtkörpergewicht besteht im Durchschnitt zu 71 % aus Wasser. Unsere Muskeln setzen sich zu 75 %, unser Gehirn zu 90%, die Leber zu 69% und unsere Knochen zu 22 % aus Wasser zusammen.

Genauso wie das Wasser nicht gleichmäßig in unserem Körper verteilt ist, ist es auch nicht gleichmäßig über die Erdoberfläche verteilt. Das meiste Wasser der Erde enthalten die Meere, und zwar in einer Form, die weder zum Trinken noch zum Bewässern der Felder geeignet ist.

Wasser eignet sich nur dann für Pflanzen und Tiere, wenn es von der Natur zu einer reinen mineralstofffreien Form destilliert worden ist, wenn es also als Regen in von Ort zu Ort und von Zeit zu Zeit verschieden großen Mengen herniederfällt.

Genauso wie das Wasser der Meere verdunstet, um dann wieder aufs Land zurückzufallen, verdunstet das Wasser unseres Körpers und schwindet von dessen Oberfläche. Es wird mit jedem Atemzug ausgeatmet, und es muß ständig ersetzt werden, damit wir am Leben bleiben.

Wir lassen ungefähr das Fünffache unseres Körpergewichts jedes Jahr unsere Kehle hinunterfließen, und bis zu unserem Tode trinken wir etwa 25.000 bis 30.000 Liter Wasser.

Reines Trinkwasser kommt so selten vor, daß seit jeher die Entwicklungsgeschichte des Menschen von seiner Sorge ums Wasser her geschrieben werden kann.

Wasser ist die einzige Substanz auf der Erde, die gleichzeitig in drei verschiedenen Zustandsformen vorkommt: fest, flüssig und gasförmig. In der Chemie und der Physik nennt man diese drei Zustandsformen der Materie Phasen. Der Aggregatzustand jeder Phase hängt von der Temperatur des Stoffes ab. Die meisten Substanzen können dazu gebracht werden, eine oder mehrere der drei Formen anzunehmen, indem die sie umgebende Temperatur beeinflußt wird.

Die Grundformel für das einzelne Wassermolekül ist H_2O, was bedeutet, daß ein einzelnes Molekül aus der Verbindung zweier Wasserstoffatome und eines Sauerstoffatoms besteht. Diese Struktur ähnelt der anderer Stoffe: H_2Te (Te für Tellur), H_2Se (Se für Selen) und H_2S (S für Schwefel).

Wenn wir diese Substanzen nun aus physikalischer Sicht untersuchen, indem wir von bekannten Gesetzmäßigkeiten der Stoffe ausgehen, wäre zu erwarten, daß diese Substanzen bestimmten Regeln folgen. Siede- und Gefrierpunkt dieser Substanzen sollten der Regel entsprechen, daß die leichteste Substanz, in diesem Fall Wasser, den niedersten Gefrier- und Siedepunkt haben sollte und der schwerste dieser Stoffe den höchsten. Es stellt sich nun aber heraus, daß auf drei dieser Substanzen diese Regel durchaus zutrifft.

H_2Te mit einem Molekulargewicht von 129 siedet bei –4°C und gefriert bei –51°C. H_2Se mit einem Molekulargewicht von 80 siedet bei –42°C und gefriert bei –64°C. H_2S mit einem Molekulargewicht von 34 siedet bei –61°C und gefriert bei –82°C.

Demnach sollte man annehmen, daß Wasser (H_2O) mit einem Molekulargewicht von 18 bei –80°C siedet und bei –100°C gefriert!

Wir wissen jedoch alle aus der Chemie, daß Wasser bei 0°C gefriert und bei +100°C siedet. Diese Werte sind anormal und bedeuten, daß Wasser nicht den Regeln entspricht!

Wir wissen, daß Wasser sich zusammenzuziehen beginnt, wenn es sich beim Abkühlen dem Gefrierpunkt nähert. Das heißt, seine Dichte nimmt bis zu einer Temperatur von +4°C zu. Bei dieser Temperatur, die knapp über dem Gefrierpunkt liegt, erreicht Wasser seine maximale Dichte.

Kühlt man es weiter bis 0°C ab, passiert etwas sehr Seltsames: es dehnt sich aus. Wasser dehnt sich an dem Punkt, an dem es zu Eis wird, um ganze 10 % aus. Wegen dieser Ausdehnung ist Eis leichter als Wasser und schwimmt auf ihm. Gäbe es diese Ausdehnung nicht, würde sich Eis zuerst auf dem Boden eines Sees bilden und die dort vorkommenden Lebensformen abtöten.

Wasser zeigt eine als Oberflächenspannung bekannte Kraft. Unter Oberflächenspannung versteht man die Kraft, die bewirkt, daß die Wassermoleküle zusammenhalten. Es ist die Oberflächenspannung, die Regentropfen kugelförmig werden läßt, da eine Kugel die Form ist, die die geringste Energie zu ihrer Erhaltung braucht. Das kommt auch daher, weil die Kugel die für ein bestimmtes Volumen kleinste Oberfläche hat. Diese Kohäsion der Wassermoleküle erzeugt eine Spannung an der Wasseroberfläche. Die Oberflächenspannung kann gemessen werden. Es ist die Kraft, die aufgebracht werden muß, um die Wasseroberfläche aufzubrechen oder aufzureißen.

Wenn die Oberfläche unverletzt ist, kann Wasser Dinge tragen, die schwerer sind als es selbst. Deshalb können sich manche Insekten auch so auf der Wasseroberfläche bewegen, als ob sie fest wäre. Ebenso können wir eine Nadel auf der Wasseroberfläche schwimmen lassen, solange wir die Oberflächenspannung nicht »brechen«.

Die Wassermoleküle ziehen sich nicht nur selbst an, sie werden auch von festen Substanzen angezogen. Der Adhäsionsgrad hängt von dem Stoff ab, mit dem sie in Berührung kommen.

Diesen Adhäsionsprozeß nennt man Benetzen. Die Fähigkeit reinen Wassers, eine Substanz zu benetzen, hängt von der elektrischen Ladung der Wassermoleküle und von der Art des Stoffes ab.

Einige Stoffe wie Paraffin können von Wasser nicht »benetzt« werden, während andere Stoffe wie Glas, Baumwolle, Ton und Steine leicht von Wasser benetzt werden. Eigentlich können fast alle in der Natur vorkommenden anorganischen und organischen Stoffe von Wasser benetzt werden.

Alle Stoffe haben einen sogenannten Benetzungsindex. Dieser Index steht für die Oberflächenspannung, die das Benetzen dieses Stoffes erfordert. In der Nahrungsmittelindustrie weiß man recht gut, daß bestimmte Nahrungsstoffe nicht von normalem Wasser benetzt werden können. Die Thermodynamik des Benetzens wird vom Wert des Kontaktwinkels zwischen dem Stoff und dem Wasser bestimmt.

Der Kontaktwinkel ist eine Funktion der Oberflächenspannung. Jeder feste Stoff hat seine eigene kritische Oberflächenspannung, die beim Benetzen eine Rolle spielt. Jede Flüssigkeit, deren Oberflächenspannung unter dem kritischen Wert liegt, benetzt den festen Stoff. Die kritische Oberflächenspannung, um Stärke bei 20°C zu benetzen, liegt bei 39 dyn/cm. Der Wert für Zellulose liegt bei 45, während Magermilchpulver schon bei 73 dyn/cm benetzt werden kann.

Wie wir später sehen werden, nimmt die Oberflächenspannung bei Wasser ab, wenn es erhitzt wird. Dies ist auch der Grund, warum sich heißes Wasser leicht mit manchen Stoffen mischen läßt, die sich von kaltem Wasser überhaupt nicht benetzen lassen.

Daraus ist auch ersichtlich, daß die Oberflächenspannung des Wassers zu einem äußerst wichtigen

Faktor bei der Aufnahme und Assimilation von Nahrung durch Lebewesen wird. Deshalb ist es auch schlecht, zum Essen normales Wasser zu trinken. Unsere Verdauungssäfte haben eine relativ geringe Oberflächenspannung, durch die unsere Nahrung leicht »benetzt« werden kann. Wenn wir aber Wasser mit einer Oberflächenspannung von 73 dyn/cm trinken, werden die Verdauungssäfte verdünnt und ein ausreichendes Benetzen der Nahrungspartikel wird behindert.

Kapitel 3

Wasser ist ein Flüssigkristall mit einer elektrischen Ladung

Ein einfaches Wassermolekül setzt sich wie gesagt aus zwei Elementen zusammen. Es besteht aus zwei Wasserstoffatomen, die, wie aus dem Diagramm ersichtlich, an ein Sauerstoffatom gebunden sind.

Diese besondere Anordnung der Atome bringt eine Verteilung von Elektronen mit sich, die zu einer ungleichmäßigen Verteilung der elektrischen Ladung in jedem Molekül führt.

Diesen Molekültyp nennt man polares Molekül, da seine Ladung asymmetrisch verteilt ist, um positive und negative Pole zu bilden. Diese Moleküle kann man mit einer unförmigen Batterie vergleichen.

Die Wasserstoff- und Sauerstoffatome einfacher Wassermoleküle sind so fest aneinander gebunden, daß ein großer Energieaufwand nötig ist, um sie zu trennen oder in den freien gasförmigen Zustand zu dissoziieren.

Reines Wasser enthält nur einen winzigen Prozentsatz reiner (H+) und Hydroxidionen (OH-) in freier Form.

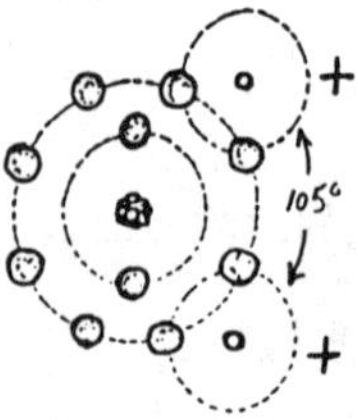

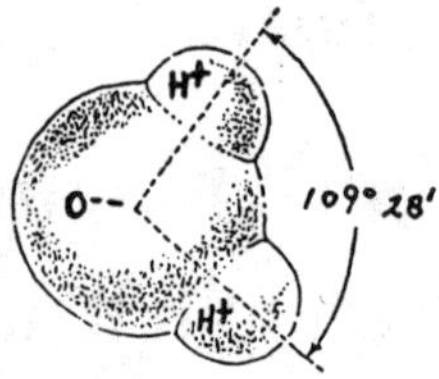

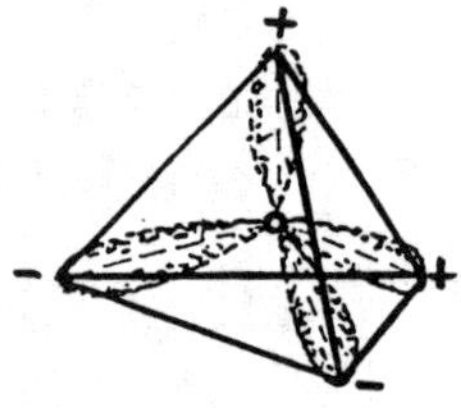

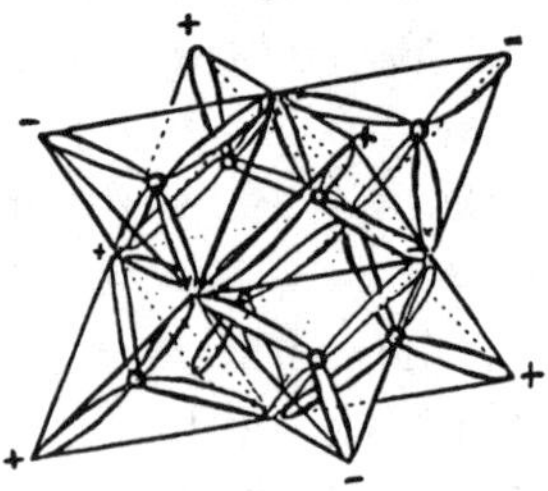

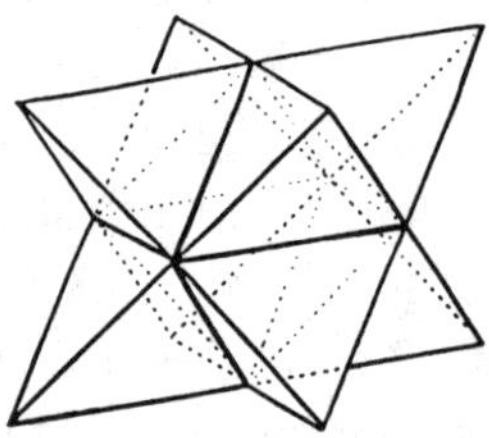

Wassermoleküle

Das einfache Wassermolekül ist, wie oben dargestellt, aus zwei Wasserstoffatomen und einem Sauerstoffatom zusammengesetzt. Der Bindungswinkel zwischen den zwei Wasserstoffatomkernen beträgt 104,5°. Einige Moleküle befinden sich im angeregten Zustand und haben einen Winkel von 109,5°. Diese Moleküle bilden die Grundlage des »Flüssigkristalls«. Das Elektronenorbitalenergiediagramm des Wassermoleküls bildet ein Tetraeder. Der stabilste Flüssigkristall setzt sich aus acht dieser tetraedrischen Moleküle zusammen. Man nennt dieses Gebilde nach Kepler den Oktaederrstern.

Das bedeutet, daß reines Wasser ein schlechter Stromleiter ist, da die Leitfähigkeit von Flüssigkeiten von der Existenz freier Ionen abhängt. Durch seine stark polare Ladung richtet sich das Wassermolekül leicht in einem elektrischen Feld aus.

Die Größe des Dipolmomentes hängt von der örtlichen Ladungstrennung innerhalb des Moleküls ab. Wasser hat ein ungewöhnlich hohes Dipolmoment.

Dieses Dipolmoment des Wassermoleküls bedingt einige Anomalien des Wassers. Wenn ein elektrisches Feld an reines Wasser angelegt wird, trägt die Ausrichtung der Moleküle dazu bei, das Feld zu neutralisieren. Diese Fähigkeit einer Substanz, ein angelegtes Feld zu neutralisieren, nennt man Dielektrizitätskonstante oder Permittivität der Materie.

Als Dielektrizitätskonstante des Vakuums nimmt man 1 an. Die Dielektrizitätskonstante von Wasser ist 80. Das heißt, daß sich zwei gleiche freie elektrische Ladungen in Wasser mit 1/80 der Kraft anziehen oder abstoßen wie in einem Vakuum. Es ist auch das Dipolmoment des Wassers, das in der Lage ist, Substanzen aufzulösen.

Diese Substanzen haben meist eine Ionenbindung. Materialien mit Ionenbindungen werden aber durch Coulombsche Kräfte zusammengehalten. Darunter versteht man die Kräfte, die zwischen zwei elektrischen Ladungen herrschen. Diese Bindungen sind, verglichen mit anderen Bindungsarten, relativ schwach.

Gewöhnliches Tafelsalz mit der Formel NaCl besteht beispielsweise aus einem Natriumatom, das an ein Chloratom gebunden ist. Bei trockenem Salz sind die Ionen durch elektrische Anziehung aneinander gebunden, denn Natrium hat eine positive Ladung von 1 und Chlor eine negative von 1. Gibt man das Salz jedoch in Wasser, werden diese schwachen Bindungen aufgebrochen, und die Moleküle zerfallen in Na^+ und Cl^- Ionen mit jeweils positiver und negativer Ladung.

Diese Ionen bewegen sich dann im Wasser durch thermische Bewegung und können sich nicht wieder zu Salz verbinden, weil die gegenseitige Anziehung der Ionen wegen der Dielektrizitätskonstante von Wasser 1/80 dessen ist, was sie in der Luft war. Die Dielektrizitätskonstante der Luft entspricht praktisch der vom Vakuum.

Das Dipolmoment von Wassermolekülen ist so hoch, weil sich die Moleküle derart anziehen, daß sich die Ladungen in der gleichen Weise addieren, wie es bei Batterien der Fall ist, wenn man sie in Reihe zusammenfügt, um eine höhere Spannung zu erhalten.

Die Kraft, die Wassermoleküle in die Lage versetzt, lange Ketten komplexer Strukturen zu bilden, nennt man Wasserstoffbrückenbindung. Am einfachen Wassermolekül kann man sehen, daß die positiv geladenen Kerne der Wasserstoffatome exponiert daliegen, weil die Elektronen in den Elektronenbahnen des Sauerstoffatoms kreisen. Dadurch entsteht eine gewaltige positive elektrostatische Kraft, die man als Wasserstoffbrückenbindung bezeichnet.

Sind die Wassermoleküle in hohem Grade strukturiert, ist die Bindungskraft der Wasserstoffbrücken wegen der additiven Ladung verstärkt. Es ist die Kraft der Wasserstoffbrückenbindung, die Wasser in die Lage versetzt, Stoffe wie Glas, Baumwolle usw. zu benetzen.

Die positive Wasserstoff- und die negative Sauerstoffladung binden sich an elektrische Ladungen, die sich an der Oberfläche der Substanzen befinden, mit denen das Wasser in Berührung kommt.

Der Grund, warum Wasser Paraffin nicht benetzt, liegt darin, daß Parraffin kein polares Molekül ist und keine elektrisch geladenen Stellen besitzt, an denen die Wasserstoffbrücken ansetzen können.

Wenn Wasser zu gefrieren anfängt, beginnen die Wasserstoffbrücken Flüssigkristallstrukturen zu bilden. Die Grundform dieser Strukturen ist hexagonal.

Diese Flüssigkristallstrukturen bestehen aus Wassermolekülen, die miteinander verbunden sind.

Eis setzt sich dann schließlich aus Tetraedern zusammen, die größere hexagonale Strukturen bilden, als man es bei Schneeflocken sehen kann.

Gewöhnliches Wasser ist indes kein reines H_2O. Es hat eine äußerst komplexe Struktur, die sich aus einer zufälligen Anzahl von Molekülen von gewöhnlichem Wasser zusammensetzt, die einer ständigen hektischen thermischen Bewegung unterworfen sind. Man nennt sie die Brownsche Bewegung. Jedes Molekül hat ein Energiefeld, das Elektronenorbital. Im einzelnen Wassermolekül hat dieses Orbital die Form eines Tetraeders mit je zwei positiven und negativen Ladungen an seinen Scheitelpunkten.

Innerhalb dieses Meeres von Chaos treiben Flüssigkristallstrukturen, die einen hohen Grad an Ordnung aufweisen. Diese Moleküle werden durch Wasserstoffbrücken aneinander gebunden. Das wird bereits in dem klassischen Werk von *J. Bernal* und *R. Fowler* vorhergesagt und hat sich durch Röntgenstrukturuntersuchungen bestätigt.

Tetraeder können sich in einer begrenzten Anzahl von Möglichkeiten aneinander binden. Diese molekularen Eisberge setzen sich aus Tetraedergruppen zusammen, die nur in bestimmten Konfigurationen stabil sind. Man kann das so darstellen: während das einzelne Wassermolekül durch die Formel H_2O repräsentiert wird, könnte der Eisberg mit der Formel $(H_2O)_n$, mit n=1, 2, 3 etc. dargestellt werden. Vollkommene, äußerst stabile Wasserkristallcluster haben n=8. Wenn sich Tetraeder zu einer Achterkonfiguration verbinden, bildet die Struktur ein Stella Octangula, ein Gebilde, das erstmals von *Kepler* entdeckt und benannt wurde. Ist sie erst einmal entstanden, ist diese Struktur äußerst stabil.

Zwischen diesen aus mehreren Tetraedern zusammengesetzten Kristallstrukturen liegen freie Wassermoleküle, die nicht durch Wasserstoffbrücken gebunden sind. Diese ganze Situation bildet das »Meer des Chaos«. Diese Moleküle füllen teilweise die leeren Regionen innerhalb der Wasserstruktur.

Das Wasser in biologischen Systemen ist in einem hohen Grade strukturiert, das heißt, es setzt sich aus einem hohen Prozentsatz achteckig geformter Flüssigkristalle und einem sehr niederen Prozentsatz völlig ungeordneter Moleküle zusammen. Der größte Teil des Wassers auf der anderen Seite ist das Gegenteil der oben dargestellten Zusammensetzung. Es setzt sich aus einem großen Prozentsatz unstrukturierter Moleküle zusammen, die eine geringe Anzahl strukturierter Flüssigkristalle enthalten. Es gibt einen ständigen Energieaustausch zwischen den strukturierten tetraedrischen Molekülen und denjenigen, die nicht über Wasserstoffbrücken gebunden oder strukturiert sind. Dieser Austausch kommt durch willkürliche thermische Bewegung zustande.

Wenn ein Tier oder eine Pflanze gewöhnliches Wasser aufnimmt, müssen zunächst geordnete Flüssigkristalle geschaffen werden, bevor das Wasser eine lebenswichtige Rolle im lebenden System spielen kann.

Diese Strukturierung wird mittels energiereicher Kolloide erreicht. Energiereich heißt, daß die Kolloide eine hohe elektrische Ladung besitzen. Das lebende System stellt diese Kolloide aus Mineralien, Albuminen, Albuminoiden und Polysacchariden (Zuckerkomplexverbindungen) her.

Diese geladenen Kolloide fungieren als winzige »Keime« elektrischer Ladung, die Wassermoleküle anziehen und den Kern eines Flüssigkristalls bilden.

Kolloide können nur dann als Keim für einen Kristallkern dienen, wenn sie ein hohes elektrisches Potential besitzen. Die Ladung gewöhnlicher Kolloide ist nicht sehr stabil.

In der Natur gilt es drei verschiedene Kolloidtypen: Bei dem ersten handelt es sich um ein sogenanntes ungeschütztes Kolloid. Derartige Partikel findet man auf uralten organischen mineralischen Meeresböden. Es ist eine Art organischer Lehm. Die Oberfläche des Kolloids ist Stoffen ausgesetzt, die es eventuell entladen können. Die kolloidalen Teilchen bleiben durch gegenseitige elektrische Abstoßung getrennt. Diese Abstoßung bezeichnet man als Coulombsche Kraft. Weil die Oberflächen der ungeschützten Kolloide offen ihrer Umgebung ausgesetzt sind, werden sie leicht von verunreinigenden Ionen mit entgegengesetzter Ladung entladen. Tone und Lehm haben eine negative Ladung, die normalerweise recht schwach ist.

Der zweite Kolloidtyp kommt im lebenden System vor und wird von einer lyophilen (wasseranziehenden) Schicht wie Gelatine, Albuminen, Albuminoiden oder Kollagen vor Entladung geschützt. Diese Schicht schützt das Kolloid vor Entladung, weil die Affinität der Schicht für Wasser größer ist als die gegenseitige Anziehung der Kolloide und Ionen mit entgegengesetzter Ladung.

Den dritten Kolloidtyp umgibt eine Schutzschicht, die aus einem nichtionischen (mit neutraler Ladung) Polymer besteht. Das Polymer muß sich aus einer Molekülkette von etwa 10 bis 12 Kohlenstoffatomen zusammensetzen, um wirksam zu sein. Diese Schichten fungieren als elektrische Isolatoren. Sie halten die Kolloide weit genug auseinander, um eine Entladung, Polymerisation oder Koagulation zu verhindern. Wenn sich diese Kolloide auf Kollisionskurs einander nähern, baut sich zwischen ihnen ein osmotischer

Druck auf. Dieser Druck bewirkt, daß sich das Lösemittel (Wasser) dazwischendrängt und die Teilchen dann auseinandertreibt. Dieser Kolloidtyp ist auch stark im lebenden System vertreten, und er ist der bei weitem stabilste Typ eines natürlichen Kolloids. Diese Art des Kolloidschutzes findet man in den meisten lebenden Flüssigkeiten, und es handelt sich hier um den Kolloidtyp, der im Wasser von Hunza vorkommt. Man findet ihn sehr selten außerhalb lebender Systeme. Im Wasser von Hunza rührt diese organische Polymerschicht möglicherweise von einem äußerst reinen organischen Öl (Fettsäure) her, das in einigen Pflanzen vorkommt. Man findet es manchmal auch in versteinertem Holz.

Es gibt einen vierten Kolloidtyp, der im lebenden System nicht in natürlicher Weise vorkommt, sondern industriell hergestellt und als Reinigungsmittelgrundstoff verwendet wird. Dieses Kolloid wird von ionischen oberflächenaktiven Stoffen wie geschwefeltem Rizinusöl geschützt. Die Schutzschicht besteht also aus ionischen Detergentien. Die Moleküle solcher Detergentien sind polarisiert. Sie haben am einen Ende der Struktur ein lyophiles und am anderen Ende ein lipophiles (fettaffines) Molekül. Diese sind derart an das Äußere des Kolloids gebunden, daß das lipophile Molekül dem Kolloid zugewandt ist, während sich das lyophile zum Wasser hin wendet, in dem die Kolloide dispergiert sind.

Die vier Kolloidtypen

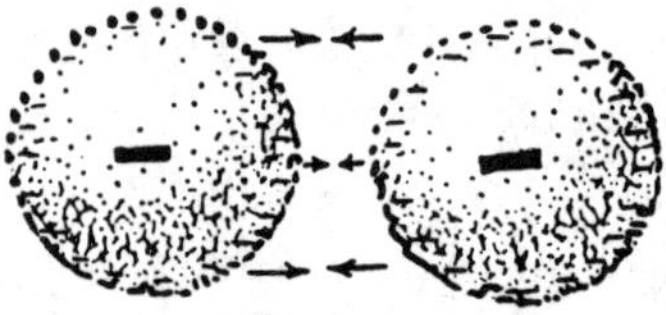

Erster Kolloidtyp

Ungeschützte Kolloide stoßen sich gegenseitig durch elektrostatische Ladungen ab.

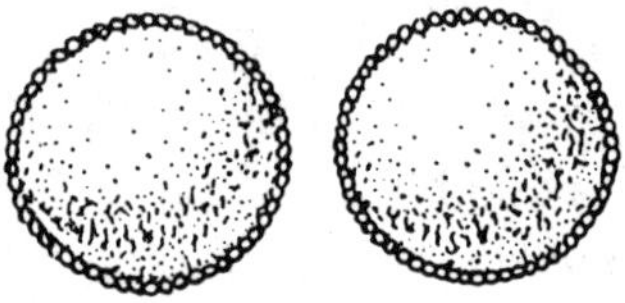

Zweiter und dritter Kolloidtyp

Geschützte Kolloide, wie sie in lebenden Systemen vorkommen. Man findet zwei mögliche Schichten: Albuminoide und Fettsäuren.

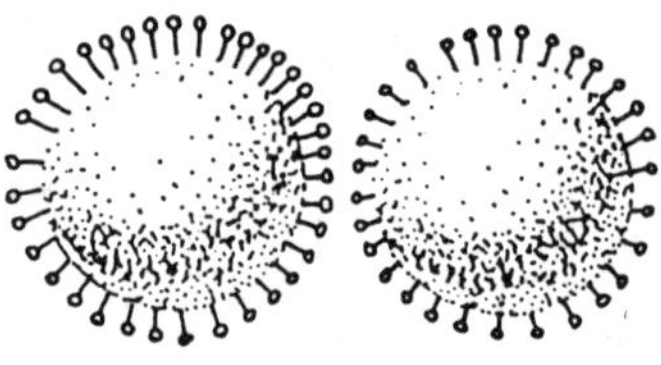

Vierter Kolloidtyp

Geschützt durch ein polares Seifenmolekül. Wird industriell und in Reinigungsmitteln verwendet, kommt nicht auf natürliche Weise in lebenden Systemen vor.

Kapitel 4

Novalis Fragmente

Das sensible Chaos

Wasser reagiert äußerst empfindlich auf äußere Kräfte. *Dr. Schwenk* von den Weleda-Laboratorien hat ein sehr interessantes Buch mit dem Titel »Das sensible Chaos« geschrieben. In seinem Buch beschreibt er genau, wie empfindlich Wasser gegenüber inneren und äußeren Kräften ist.

Das Verhältnis des Menschen zum Wasser hat in den letzten Jahrhunderten eine große Wandlung durchgemacht.

Wasser ist heute etwas so Alltägliches, daß wir es als selbstverständlich hinnehmen. In der Vergangenheit war Wasserholen eine der wichtigsten Aufgaben des Menschen. Es war mit viel Mühe und Arbeit verbunden. Die Menschen glaubten, daß Wasser von göttlichen Wesenheiten erfüllt sei, denen sie sich nur in großer Ehrfurcht nahen könnten.

Wie Feuer, Luft und Erde wurde Wasser als eine der großen geistigen Wesen verstanden, die das Ganze unserer Erde ausmachten. Mit dem Beginn des technologischen Zeitalters verloren fast alle Menschen ihr Vermögen, das eigentliche Wesen des Wassers wahrzunehmen.

Wasser ist Träger des Lebens. Das flüssige Element ist das universale Element, das noch nicht fest ist, sondern offen für Einflüsse von außen. Es ist das unfertige, unbestimmte Element, das bereit ist, eine endgültige Form zu erhalten. Es wurde erlebt als das »sensible Chaos« (Novalis Fragmente).

So wie der Mensch lernte, Wasser technisch zu nutzen, und so wie er mit seiner Beschaffenheit vertraut wurde, um so mehr verschwand sein Wissen über den Geist und die Seele dieses Elements.

Der Mensch schenkte dem geistigen Wesen des Wassers keine Beachtung mehr, sondern nur noch seinem Handelswert. Er hat heute fast das gesamte Wasser der Erde verschmutzt, die eigentliche Quelle und Mutter des Lebens.

Der Zerstörung der Elemente der Erde steht eine Denkweise zur Seite, die den persönlichen Profit über den vitalen Zusammenhalt aller Dinge in der Natur stellt.

Die Menschheit hat nicht nur das Wesenhafte des Wassers verloren, sondern sie ist auch in Gefahr, dessen physische Substanz zu verlieren. In nicht allzu ferner Zukunft wird reines Wasser wertvoller sein als Öl oder Benzin.

Jedes scheinbar noch so einheitlich strömende Wasser ist in große innere Oberflächen aufgegliedert. In fließenden Wasserläufen bilden sich Millionen von Wirbeln, wenn sich Wasser an Steinen, Stöcken und anderen Hindernissen bricht. Diese Wirbel fungieren als gewaltige Resonanzstrukturen, und sie spenden dem Wasser und den Kolloiden auch Energie und elektrische Ladung.

Diese Wirbelstraßen sind Teil des Geheimnisses, warum Wasser gegenüber den Kräften des Universums so sensibel ist.

Nähere Beobachtungen enthüllen, daß die Wirbel ihren eigenen Rhythmus haben: rhythmisch pulsierend dehnen sie sich aus und ziehen sich wieder zusammen. Der Wirbel besteht eigentlich aus einer Reihe getrennt fließender Oberflächen, die alle wie von unsichtbarer Hand zusammengebunden sind.

Diese fließenden Grenzflächen bewegen sich mit unterschiedlicher Geschwindigkeit, langsam an der Randzone und schnell in der Mitte.

Die Bewegungsgeschwindigkeit des Wassers in einem Wirbel multipliziert mit dem Radius vom Mittelpunkt aus ist eine Konstante. Das heißt, daß die Geschwindigkeit im Zentrum des Wirbels theoretisch unendlich ist. Da die Kräfte in einem richtigen Wirbel auf unendlich zugehen, können die Wasserstoffbrücken des Wassermoleküls dem Druckunterschied nicht standhalten und fangen an, gewaltige Kräfte freizusetzen.

Wasser reagiert sensibel auf magnetische, elektrische Vibrations- und Gravitationseinflüsse. Licht, Schall und Druck beeinflussen es. All diese empfindlichen Reaktionen sind aber von flüchtiger Natur.

Deshalb ist eine Magnetbehandlung von Wasser unwirksam. Wasser reagiert nur dann wirklich sensibel auf von außen einwirkende Kräfte, wenn es in Bewegung ist.

Wenn Wasser fließt, tun sich Millionen von molekularen Grenzflächen entlang von Strömungslinien im Innern auf. Diese Grenzflächen sind wie Gummibänder gedehnt, und sie sind so sensibel, daß die subtilen Kräfte von Planetenbeziehungen Spuren hinterlassen können.

In einem *Dr. Schwenk* nachvollzogenen Experiment war es *Dr. Kolisiko* gelungen, in der Kristallisation verschiedener Mineralsalze, die von Planetenpassagen beeinflußt waren, wiederholbare Änderungen aufzuzeigen.

Diese Energien werden in Wasser mit turbulenter oder mit Wirbeln behafteter Strömung eingefangen. In dem Moment, in dem die Strömung zu Ende ist, wird die Energie des Moments im Wasser zurückgehalten, bis es wieder hin und her bewegt wird und dann ganz neue Energien eingefangen werden.

Es ist viel über die magnetische und elektrostatische Behandlung von Wasser zur Vermeidung von Kesselstein und zur Beschleunigung des Pflanzenwachstums geschrieben worden, aber die Auswirkungen magnetischer und elektrischer Felder auf Wasser sind flüchtig.

Kapitel 5

Magnetische und psychische Behandlung von Wasser

Patrovsky Venceslav aus der Tschechoslowakei führte eine Reihe von Untersuchungen mit magnetisch behandeltem Wasser durch, um herauszufinden, wodurch die positiven Wirkungen, die man magnetisch oder durch psychische Kraft behandeltem Wasser zuschreibt, bedingt sein könnten. Er untersuchte den Einfluß diverser Kraftfelder einschließlich des Psi-Feldes auf Wasser.

Bei mit psychischer Kraft behandeltem Wasser kam es durch Auflegen der Hände - die Hände gleiten über ein Behältnis mit Wasser - zu einer Aufladung oder dadurch, daß das Wasser eine Zeitlang mit den Augen fixiert worden war.

Venceslav stellte fest, daß behandeltes Wasser einen kleinen Prozentsatz Wasserstoffperoxid oder H_2O_2 enthält.

Wasserstoffperoxid entsteht aus gewöhnlichem Wasser, wenn dessen Moleküle durch Energieeinwirkung gespalten werden.

In der Natur geschieht dies durch die Wirkung kosmischer Strahlen oder ultravioletten Licht an der Wasseroberfläche .

Daß sich Wasserstoffperoxid in Wasser gebildet hat, können wir erkennen, wenn wir kleine Fische in frisch destilliertes Wasser geben. Diese Fische sterben schnell, weil das Wasser keinen gelösten Sauerstoff enthält.

Wenn das Wasser ein paar Mal hin und hergegossen wird, um atmosphärischen Sauerstoff zu lösen und dann dem Wasser Fische zugefügt werden, bleibt ein größerer Prozentsatz am Leben.

Wenn destilliertes Wasser eine Zeitlang an die Sonne gestellt wird, regt das ultraviolette Licht die Produktion von Wasserstoffperoxid an, der Quelle freien Sauerstoffs. Wenn in dieses durch Sonnenlicht stimuliertes destilliertes Wasser Fische gesetzt werden, gedeihen sie.

Indem er ein aus Hämoglobin und einem starken Fluoreszenzfarbstoff zusammengesetztes Reagens verwendete, war Venceslav in der Lage, Wasserstoffperoxid in extrem kleinen Mengen nachzuweisen.

Wenn diese Reagenzien mit Wasser gemischt werden, das kleine Mengen an Wasserstoffperoxid enthält, leuchtet das Wasser im Dunkeln, wenn sich der Sauerstoff des Peroxids mit den Hämoglobinmolekülen verbindet.

Auf dieses Experiment hin konnte er mit Bestimmtheit sagen, daß Wassermoleküle nicht nur durch Magneteinwirkung dissoziiert werden, sondern auch durch die subtilen Kräfte, die von der menschlichen Hand und den Augen ausgehen.

Der Wasserstoffperoxidgehalt war gering, in der Größenordnung von einigen Teilen pro Million. Wenn energetisiertes Wasser auf kleine Samen einwirkte, keimten sie schneller und in größerer Zahl als die Kontrollsamen.

Aus den Samen, die mit solchem Wasser behandelt wurden, wuchsen auch größere und gesündere Pflanzen. Am Schluß stand ein Test, in dem er magnetisch energitisiertes Wasser mit Wasser verglich, dem er eine geringe Menge Wasserstoffperoxid zugefügt hatte. Damit wollte er herausfinden, ob es vielleicht im behandelten Wasser einen Bestandteil gab, der ihm entgangen war.

Die Untersuchungsergebnisse waren genau die gleichen. Die Pflanzen waren genau gleich, ob sie nun magnetisiertes Wasser bekamen oder Wasser, dem Wasserstoffperoxid zugesetzt worden war.

Obwohl diese Experimente dazu beitragen, viele der Fragen bezüglich der Heilwirkungen von »aktiviertem« Wasser zu beantworten, geben sie keine Erklärung dafür, wie es dazu kommt, daß sich bei magnetisiertem Wasser weniger Kesselstein an Dampfkesseln absetzt.

Magnetisiertes Wasser wird seit der Jahrhundertwende zur Korrosionsbekämpfung verwendet, und bis jetzt hat noch niemand eine befriedigende Erklärung für dieses Phänomen geben können.

Kapitel 6

Mit Kristallen behandeltes Wasser

1974 kaufte ich ein Ring-Tensiometer der Firma Fisher Modell 21. Dieses Gerät mißt die Oberflächenspannung einer Flüssigkeit mittels eines geeichten Platindrahtrings.

Es mißt die Oberflächenspannung des Wassers, indem der Platinring mit einer Wasserprobe zusammengebracht wird. Die Wasserprobe benetzt den Ring und bleibt an der Drahtoberfläche haften.

Wenn ein Schalter betätigt wird, fängt ein elektrischer Motor an, einen geeichten Torsionsdraht zu drehen, wodurch die Spannung auf dem Ring allmählich erhöht wird. Dadurch entsteht eine Hubkraft, die irgendwann den Ring von der Wasseroberfläche hochhebt.

Wenn die Spannung auf dem Torsionsdraht zunimmt, fängt die Wasseroberfläche an, sich in dem Maß zu verzerren, wie der Ring immer höher gehoben wird. Das Wasser wird vom Ring in der Form eines Wasser»vulkans« hochgezogen. An einem bestimmten Punkt reißt dann die Wasseroberfläche und der Drahtring löst sich von der Oberfläche.

Wenn die Oberfläche reißt, schaltet der Motor automatisch ab, und die Kraft, die nötig war, um den Ring von der Oberfläche zu lösen, kann auf einer geeichten Skala abgelesen werden.

Diese Kraft wird in dyn/cm, einer Krafteinheit, gemessen. Gewöhnliches Wasser hat bei Zimmertemperatur eine Oberflächenspannung von etwa 73 dyn/cm.

Wenn wir der Wasserprobe durch Erhitzen Energie zuführen, nimmt die Kohäsionskraft der Wassermoleküle bzw. deren Spannung ab. Wenn wir Wasser von Zimmertemperatur bis zum Siedepunkt erhitzen, fällt die Oberflächenspannung von 73 dyn/cm auf 60 dyn/cm.

Einer der Gründe, warum man aus heißem Wasser so gut Kaffee oder Tee machen kann und warum es so gut Schmutz aus Kleidern entfernt, liegt in dieser herabgesetzten Oberflächenspannung. Wie bereits erwähnt, hat jede Substanz eine kritische Oberflächenspannung, bei der Wasser sie benetzt. Dies gilt auch für Schmutz und andere Partikel, die unsere Kleidung verunreinigen.

Die erhöhte Energie heißen Wassers und die herabgesetzte Oberflächenspannung bedeuten, daß Wasser diese Substanzen leichter benetzt. Es bedeutet auch, daß dieses Wasser leichter durch kleine Öffnungen dringt.

Bei unserer Erforschung anormaler Verhaltensweisen von Wasser erfaßten wir alle möglichen physikalischen Parameter und fanden, daß die Oberflächenspannung ein ausgezeichnetes Maß der im Wassermolekül enthaltenen freien Energie war.

Wenn wir die Oberflächenspannung von Wasser herabsetzen, während wir die Temperatur auf einem bestimmten Punkt halten, können wir die Energie berechnen, die durch Zuführung von Wärme in Form von Kalorien die gleiche Oberflächenspannung herstellen würde.

Wenn wir die Oberflächenspannung von Wasser mit Zimmertemperatur von 73 dyn/cm auf 60 dyn/cm herabsetzen, haben wir sie auf die gleiche Stufe reduziert, die kochendes Wasser hat. Bei Zimmertemperatur hat jene Wasserprobe die gleichen Netzeigenschaften wie kochendes Wasser. Sie entzieht genauso wie kochendes Wasser das Kaffee- und Teearoma. Die Oberflächenspannung des menschlichen Blutserums liegt nur bei 45 dyn/cm und ist damit viel niedriger als die von kochendem Wasser! Darauf werden wir später noch genauer eingehen.

Im August 1974 fand ich heraus, daß Kristalle jeder Art einen Einfluß auf die Oberflächenspannung und damit auf die Struktur des Wassers haben.

Für ein Experiment nahmen wir einen Quarzkristall und reinigten seine Oberfläche sorgfältig mit Äthyläther, um sicherzugehen, daß sich nicht irgendwelche Fettsäuren oder andere oberflächenaktive Wirkstoffe an seiner Oberfläche befanden. Dann legten wir den Quarzkristall in eine Petrischale mit 10 cm Durchmesser, die 50 ccm reines destilliertes Wasser enthielt.

Bevor wir den Kristall hineinlegten, wurde die Oberflächenspannung des Wassers gemessen, die bei den erwarteten 73 dyn/cm lag. Nachdem wir das Wasser kurze Zeit behandelt hatten, nahmen wir vorsichtig den Kristall aus der Schale.

Dann wurde erneut die Oberflächenspannung des mit dem »Kristall behandelten Wassers« gemessen, und wir stellten fest, daß sie niedriger war als zuvor. In einer 100 Versuche umfassenden Testreihe kamen wir zu typischen Reduktionen von 10 dyn/cm.

Wenn wir derartiges Wasser heftig bewegten oder seine Oberfläche mit einem Hochfrequenzfunken aus einer Teslaspule mit hoher Spannung und Frequenz elektrisch stimulierten, ging die Struktur des Wassers verloren und die Oberflächenspannung war wieder beim alten Wert von 73 dyn/cm.

Dieser Test ist eindeutig, da er beweist, daß das Phänomen eine Strukturierung infolge der Änderung der Geometrie der Wassermoleküle ist. Wenn wir den gleichen Test durchführen und dabei aber einen oberflächenaktiven Stoff wie Seife dem Wasser zufügen, wird keine wie auch immer geartete Bewegung die Oberflächenspannung wieder auf ihren früheren Wert anheben.

Es ist interessant, daß der Kristalleffekt nur mit einem Oberflächenspannungsmeßgerät mit Ring gemessen werden kann. Benützt man einen Blasen- oder Kapillartensiometer, stellt man keine Änderung fest.

Damit es zu einer Änderung der Oberflächenspannung kommen kann, braucht man eine Energiequelle. Kristalle sind hervorragende Resonatoren für alle möglichen Arten von Energieausstrahlungen.

Das Kristallphänomen war interessant, aber war nicht die Antwort auf die im Wasser von Hunza beobachtete Änderung. Das Wasser von Hunza stammt aus einem ungemein turbulenten Fluß, der von schmelzenden Gletschern kommt. All die Turbulenzen würden jede Struktur zerstören, die dem Wasser durch Edelsteine im Flußbett gegeben sein mag.

Die Könige von einst nahmen ihre Getränke aus Kelchen zu sich, die aus Gold und Edelsteinen gefertigt und mit Juwelen besetzt waren. Die anderen Angehörigen des Hofes tranken ihren Wein aus Kelchen, die aus Kristallen und reinem Zink hergestellt waren.

Man kann die lebensspendenden Eigenschaften von Wasser unter anderem dadurch testen, daß man untersucht, welche Wirkungen es auf Pflanzen hat. Wir stellten fest, daß der Kristalleffekt so lange anhält, solange das Wasser nicht auf turbulente Weise gestört wird. Wenn mit Kristallen behandeltes Wasser ausgegossen wurde, mußte dies schichtartig geschehen.

Als Testpflanzen wählten wir eine Reihe von Samen wie Weizen, Mungobohnen, Sojabohnen, Alfalfa und Rettich. In all unseren Tests führte das aktivierte Wasser zu einem kräftigeren Wachstum. Die Sprossen, die dieses Wasser hervorbrachte, waren milder, größer und wohlschmeckender.

Wir füllten Kognakschwenker mit edlen und halbedlen Kristallen wie Rubinen, Diamanten und Quarz. Jeden Abend füllten wir vor dem Zubettgehen unsere Schwenker mit destilliertem Wasser, um es über Nacht zu behandeln.

Morgens tranken wir vorsichtig das aktivierte Wasser und achteten darauf, möglichst wenige Turbulenzen auszulösen. Wir konnten den Energieeffekt des mit Kristallen aktivierten Wassers richtig spüren. Es wirkte als harntreibendes Mittel und verstärkte unser allgemeines Gefühl innerer Energie. Ich entwarf stundenlang Maschinen, die Wasser mit Kristallen behandelten.

Das einzige Problem bei mit Kristallen behandeltem Wasser bestand darin, daß das Phänomen der Oberflächenspannungsveränderung verschwand, sobald es durch Bewegung zerstört wurde. Wenn wir mit Kristallen geladenes Wasser trinken, wird dies gewaltig bewegt, bis es in den Magen kommt. Ist es einmal im Blut, macht es noch mehr Turbulenzen durch. Von seiner Strukur bleibt sehr wenig, wenn überhaupt etwas, übrig, bis es schließlich in den Körperflüssigkeiten verdünnt ist.

Kristalle konnten nicht die Antwort auf die besondere Art der Strukturierung des Wassers von Hunza sein. Die Turbulenzen im Fluß müßten alle verbleibenden Kristalleffekte zerstören. Es mußte eine andere Lösung des Mysteriums geben.

Kapitel 7

Wir testen das Wasser von Hunza

An diesem Punkt unserer Forschungsarbeit kam *Betty Lee Morales,* die sich für unsere Arbeit begeistert hatte, von einer Reise aus Hunza zurück und brachte mir eine Wasserprobe zum Untersuchen mit.

Bei näherer Betrachtung der Wasserprobe stellten wir fest, daß sie außerordentlich trübe war. *Betty* sagte uns, daß die Menschen im Hunza-Tal die trüben Mineralien in ihrem Wasser für die Quelle ihrer guten Gesundheit halten. Die Antwort lag also in den trüben Mineralien.

Die Oberflächenspannung der Wasserprobe aus Hunza betrug 68 dyn/cm. Schüttelte man das Wasser stark, stieg die Spannung auf etwa 72 und ging auf 68 zurück, wenn es kurz ruhig gehalten wurde. Das war ein Hinweis darauf, daß eine Strukturierung stattfand.

Ich fragte mich, ob die trüben Mineralien winzige Kristalle wären, die das Wasser auf die gleiche Weise veränderten wie unsere größeren Quarzkristalle.

Wir schickten das Wasser zur Analyse. Als wir die Analyse der Hunza-Probe erhielten, stellten wir fest, daß es sich bei den trüben Mineralien um amorphe Kolloide handelte. Amorphe Kolloide sind winzige Partikel von Stoffen oder Mineralien, die in Wasser nicht löslich sind. Die seltsamen Mineralien im Wasser von Hunza waren keine Kristalle, sondern winzige nicht-kristalline Mineralstoffpartikel mit hoher elektrischer Oberflächenladung.

Im Gegensatz zu Quarzkristallen, die uns schaden würden, wenn wir sie im Wasser zu uns nähmen, waren diese Mineralien glatt, ohne scharfe Ecken. Es handelte sich hier um eine Art Tonteilchenkolloid, das von einer dünnen Schicht aus nicht-ionischem, organischem Polymer umgeben war. Der Grund, warum diese Kolloide so wirksam waren, lag an ihrer hohen elektrischen Ladung. Gewöhnliche Lehmpartikel könnten nicht so hoch geladen sein, weil ihnen die schützende Schicht fehlt. Die Schutzschicht um die Kolloide von Hunza besteht aus Fettsäuren, die von Pflanzen oder versteinertem Holz stammen.

Wir werden uns später eingehender den Eigenschaften der Kolloide zuwenden, aber an diesem Punkt kann so viel gesagt werden, daß Kolloide winzige unlösliche Partikel mit negativer elektrischer Ladung sind.

Diese Partikel sind so klein, daß die normale thermische Bewegung des Wassers sie davon abhält, sich abzusetzen. Die elektrischen Ladungen stoßen einander ab, so daß in dem Wasser, in dem sie aufgeschwemmt sind, ein elektrisches Feld entsteht.

Da lebende Kolloide elektrisch negativ geladen sind, zerstört jede Substanz mit positiver Ladung die Ladung der Kolloide und bewirkt, daß sie sich zusammenballen oder ausflocken. Geschieht dies, schlagen sie sich in der Suspension nieder.

Nach jahrelanger Forschungsarbeit hatten wir die Antwort. Die negativ geladenen Kolloide im Wasser von Hunza fungieren als kleine Kerne für Flüssigkristalle. Diese stark geladenen hydratisierten Partikel strukturieren Wasser auf fast die gleiche Weise wie Flüssigkeiten vom biologischen System der Pflanzen oder Tiere strukturiert werden.

An diesem Punkt kam ich zu dem Schluß, daß die Strukturierung von Wasser mit Hilfe von Quarzkristallen auch ein elektrisches Phänomen war.

Um meine Theorie zu überprüfen, nahm ich einen Quarzkristall und untersuchte seine Wirkungen auf Wasser. Er setzte die Oberflächenspannung von 73 auf 55 dyn/cm herab.

Ich nahm dann den Kristall und besprühte seine Oberfläche mit der elektrischen Büschelentladung einer Teslaspule mit 100.000 Volt. Bei einer Büschelentladung handelt es sich um elektrische Entladung in Form eines Büschels aus ionisierter Luft, die positive und negative Ionen enthält. Die »Büschel« hatten die Funktion, die elektrische Ladung zu neutralisieren. Sie löschten wirkungsvoll jede elektrische Ladung auf der Kristalloberfläche aus.

Wenn meine Theorie richtig war, dann dürfte der neutralisierte Kristall keine Wirkung auf das Wasser ausüben.

Nachdem ich den Kristall behandelt hatte, legte ich ihn zurück in eine Petrischale mit frischem Wasser, und dieses Mal hatte er überhaupt keine Wirkung auf die Oberflächenspannung.

Wurde die elektrische Ladung des Kristalls auf Dauer neutralisiert? Ich testete den Kristall jeden Tag aufs neue und stellte fest, daß er allmählich seine

Ladung und sein Vermögen, Wasser umzustrukturieren, wiedergewann.

Woher kommt diese Ladung? Unsere Tests weisen darauf hin, daß monopolare Gravitationswellen möglicherweise die Kristalle aufladen. Quarzkristalle sind Resonatoren kosmischer Energieimpulse.

Da diese Wellen das gesamte Universum füllen und von Novas, Supernovas und Sternbeben erzeugt werden, sind sie sehr zahlreich. Diese Strahlung ist auch das »Energiemeer«, das das gesamte Universum erfüllt.

Wir stellten einen Gravitationswellendetektor her, indem wir Drahtelektroden mit einem Quarzkristall verbanden und diese Anordnung an einen Verstärker mit hoher Verstärkung anschlossen. Die ganze Anordnung kam dann in ein Gehäuse, das elektrische Felder abschirmte.

Jede noch so kleine vom Kristall aufgenommene Spannung wurde verstärkt, und die Signale wurden von einem Schreiber und Oszillographen registriert. Dieses Experiment hat gezeigt, daß diese Kristalle tatsächlich eine elektrische Ladung aufgrund dieser kosmischen Energiewellen aufbauen. Diese Signale wurden verstärkt, und am Lautsprecher konnten wir der »Sphärenmusik« lauschen.

Vielleicht reagieren Kolloide auch empfindlich auf Gravitationswellen. Das bereits diskutierte, von *Dr. Schwenk* und *Dr. Kolisiko* durchgeführte Experiment trägt zur Stützung dieser Theorie bei.

Wir versuchen, das Wasser von Hunza zu duplizieren

Als wir festgestellt hatten, daß die Kristallaktivierung von Wasser von hochstrukturierten elektrischen Ladungen an der Kristalloberfläche herrührte und daß die elektrischen Ladungen der energiereichen geschützten kolloidalen Mineralien dem Wasser von Hunza seine Struktur gaben, versuchten wir, das Wasser von Hunza zu duplizieren, indem wir verschiedene kolloidale Tonarten destilliertem Wasser beimengten.

Wir testeten Tonarten aus einem uralten Seebett von Utah und unzählige andere Tonarten aus der ganzen Welt. Keine der Tonsorten brachte den erwünschten Effekt. Das lag daran, weil diese Tonsorten eine sehr schwache elektrische Ladung hatten. Und selbst wenn sie die richtige Ladung hatten, waren die Tonpartikel zu groß, um vom biologischen System verwertet zu werden. Die elektrische Ladung auf den Tonpartikeln lag in der Größenordnung von lediglich ein paar Millivolt – ein Millivolt ist 1/1000 Volt.

Die elektrische Ladung auf den Kolloiden von Hunza liegt bei 40 mV (= 0,040 Volt). Das mag wenig erscheinen, doch wenn wir 1.000.000 dieser Partikel einem Glas Wasser zufügen, käme eine Gesamtladungsmenge von 0,040 x 1.000.000 = 40.000 Volt zustande! Da alle Ladungen die gleiche Polarität aufweisen, lassen sie sich nicht addieren. Je größer die Zahl der Ladungen jedoch ist, desto größer ist der Effekt auf die Struktur des Wassers, da jede Ladung bei der Bildung von Flüssigkristallstrukturen die Funktion eines Kerns übernimmt.

Die elektrische Ladung auf Kolloiden nennt man Zeta-Potential. Das Zeta-Potential aller Kolloide in lebenden Systemen hat eine negative Polarität.

Unser nächster Schritt war der Versuch, diese Hunza-Kolloide mit hohem Zeta-Potential in unserem Laboratorium herzustellen.

Ich arbeitete die nächsten fünf Jahre über an Hunderten von Formeln und schaffte es nicht, Kolloide zu erzeugen, die die gleiche Wirkung hatten wie die vom Hunza-Tal.

Kapitel 8

Der alchimistische Traum
Ein Duplikat des Wassers von Hunza

Im August 1982 trafen *Gael* und ich uns zum ersten Mal auf einem Seminar in Phoenix, Arizona. *Gael* war als »Crystal Lady« (Expertin für Kristalle) bekannt, da sie sich seit mehr als 15 Jahren mit der Erforschung von Kristallen befaßt hatte. Sie besitzt eine der schönsten Sammlungen natürlicher Kristalle, die ich je gesehen habe. Nach dem Seminar ließ sie sich in einem Haus voller Kristalle nieder. Sie lebte dort über ein Jahr und setzte dabei ihre Forschungsarbeit an Kristallen fort.

Wir trafen uns im August 1983 wieder, als wir beide an einem anderen Seminar in Scotsdale, Arizona, lehrten. Dieses Treffen war eindeutig Schicksal, da ein inneres Wissen plötzlich ins Bewußtsein drang: wir wußten, daß wir beide verwandte Seelen waren und daß wir den Rest unseres Lebens zusammenbleiben würden.

Wir waren seit dieser Zeit auch nie getrennt. Wir zogen auf eine entlegene Ranch im Norden Arizonas, wo wir ein Forschungslabor einrichteten. Kurz nachdem wir uns in unserem neuen Heim niedergelassen hatten, überkam uns der Wunsch, nach Ägypten zu gehen und die Nacht in der Großen Pyramide von Cheops zu verbringen. Wir bekamen mit, daß *Gaels*

Freund *Beverly Criswell* (Kristallexperte) zur selben Zeit ebenso eine Reise nach Ägypten plante.

Am 14. November trafen wir uns im Mena House Oberoi Hotel am Gizeh Plateau außerhalb von Kairo. Dieses elegante Hotel war ursprünglich von *Napoleon Bonaparte* als Palast für seine Frau *Josephine* gebaut worden.

Wir hatten uns zum Ziel gesetzt, unsere kleine aus 19 Personen bestehende Gruppe für den ganzen Abend des 18. Novembers in das Königszimmer zu bekommen. An diesem Abend war das Maximum einer dreitägigen Konstellation, bei dem die Sterne der Plejaden in einer besonderen Beziehung zur großen Pyramide standen, wie dies nur alle 4800 Jahre besteht, wie uns *Beverly* versicherte. Dies sollte eine ganz besondere Zeit in der Geschichte sein, und wir wollten in diesem vielversprechenden Augenblick die Auserwählten in der Großen Pyramide sein.

Es ist praktisch unmöglich, daß man von der ägyptischen Regierung die Erlaubnis erhält, eine Nacht in der Großen Pyramide oder irgendeinem anderen Monument des Altertums zu verbringen. Sie wird jeden Abend um 6 Uhr abgeschlossen, und der Schlüssel wird deutlich sichtbar an der Wand der Polizeistation von Gizeh Plateau aufbewahrt. Es ist unmöglich, mit Bestechungsgeldern nachts in die Pyramide zu kommen, da der Polizeichef persönlich für den Schlüssel verantwortlich ist. Glücklicherweise war uns das Schicksal gnädig, und wir erhielten eine offizielle Erlaubnis, drei Nächte in der Pyramide zu verbringen.

Am 17. November nachmittags um 4 Uhr unternahmen *Gael* und ich den langen Aufstieg innerhalb der Pyramide bis hinauf zum Königszimmer. Wir waren beide in Weiß. Im Saal angekommen, veranstaltete ein befreundeter Geistlicher, den wir extra dafür nach Ägypten hatten kommen lassen, vor der Königstruhe eine besondere Zeremonie zu unserer Vereinigung. Wir waren das erste Paar in der Geschichte, das in der Großen Pyramide getraut werden sollte. An diesem Abend verbrachte eine kleine Gruppe die Nacht in der Pyramide, doch *Gael* und ich zogen es vor, die folgende Nacht dort zu verbringen.

Am 18. November um 23.00 Uhr betraten wir das Königszimmer mit einer recht kleinen Gruppe von Menschen, die alle in die »Geheimnisse« von Kristallen »eingeweiht« waren. Unser unglaubliches Erlebnis dort wird Thema eines gesonderten Buches sein.

Am Abend des 19. Novembers stiegen *Gael* und ich bei Vollmond zum Gipfel der Pyramide, was etwa 50 Stockwerken entspricht, und verbrachten dort allein die Nacht in Meditation. Wir plazierten auf dem Plateau der Spitze der Pyramide besondere Quarzkristalle und hinterließen sie für die Ewigkeit.

Nachdem wir weitere zwei Wochen mit der Besichtigung der heiligen Stätten und Tempel des ägyptischen Altertums verbracht hatten, flogen wir nach Griechenland, wo wir unsere Flitterwochen mit dem Besuch der heiligen Tempel dieses alten Landes zubrachten. Dann kehrten wir heim nach Nord-Arizona.

Erholt von unserer Reise, waren wir beflügelt, eine zehntägige Reinigungsfastenkur mit Orangensaft zu beginnen. Am Ende dieser zehn Tage fühlten wir uns so gut, daß wir beschlossen, so lange weiterzufasten, bis wir gemeinsam bereit waren, das Fasten zu brechen.

Am 22. Tag kam das Gespräch während unseres täglichen 10 km langen Spaziergangs auf die überragende Bedeutung von Wasser und energiereichen Kolloiden. Als wir heimkamen, gingen wir ins Labor und begannen eine neue Versuchsreihe, um die Kolloide des Wassers von Hunza zu synthetisieren.

Um die Ladung der Kolloide zu erhöhen, schufen wir eine spezielle Vorrichtung, die nur als Wirbeltangentialverstärker beschrieben werden kann. Dieses Gerät erzeugt einen vollkommenen Flüssigkeitswirbel. Wenn die neugebildeten Kolloide dem Zentrum des Wirbels zugeführt werden, sind sie theoretischen Kräften unterworfen, die auf keine andere Weise erzeugt werden können. Die Natur schafft diese Kräfte jeden Tag. Wir haben solche »Wirbelverstärker« auch im menschlichen Körper.

Als wir die in neuesten Versuchen gewonnenen Kolloide in unseren Flüssigkeitswirbel-Verstärker einfüllten, konnten wir feststellen, daß die Ladung der Kolloide durch einen externen elektrischen Impuls-Generator noch weiter erhöht werden konnte. Das Feld wurde exakt an dem Punkt des Wirbels appliziert, der sich am unteren Sogende bildet und etwa einen Durchmesser von 1 millionstel cm besitzt.

Diese Kolloide hatten daraufhin eine so hohe Ladung, daß die Oberflächenspannung von destilliertem Wasser von 73 auf 25 dyn/cm fiel. Messungen des

Zeta-Potentials dieser neuen Kolloide ergaben Werte von 125 Millivolt. Um dies wie zuvor zu veranschaulichen: 1.000.000 dieser Kolloide hätten, wenn man sie in ein Glas Wasser gibt, auf das Wasser einen Strukturierungseffekt von 125.000 Volt. Das schlägt sich dann in einer dramatischen Reduktion der Oberflächenspannung nieder.

Da wir Kolloide geschaffen hatten, die denen von Hunza eigentlich überlegen waren, beschlossen wir, die Wirkung dieser Partikel in der Art zu testen, indem wir mit unseren neuen energiereichen Kolloiden, die ansonsten denen von Hunza entsprachen, weiterfasteten.

Nach vierzigtägigem Fasten mit Kolloiden und Orangensaft, gingen wir zu flüssiger Kost über. Die flüssige Kost bestand im wesentlichen aus frischen Säften. Für unsere täglichen Getränke gaben wir zuerst einen Liter unseres neuen mit Kolloiden aktivierten Wassers in einen Mixer.

Wir fügten dann je nach Verlangen verschiedene Obst- oder Gemüsesorten zu. Eine Zutat von *Gael* war eine besondere Kräutermischung, die sie »Kräutererleuchtung« nannte.

Die Getränke waren so köstlich, daß wir kaum je feste Nahrung vermißten. Wir ernährten uns sechs Monate lang von dieser flüssigen Kost. Während dieser Zeit nahmen wir keine feste Nahrung zu uns, nur flüssige, die mit unseren energiereichen Kolloiden angereichert wurde. Während der ganzen Fastenzeit blieben wir völlig gesund und behielten unser Körpergewicht. Wir fühlten uns beide unglaublich klar und hell und sahen auch so aus.

Das war im August 1984. Alle, die uns kannten, waren der Meinung, daß wir besser und gesünder als je zuvor aussehen würden. Sie fanden, daß unsere Augen von wunderbarer Klarheit wären und so hell wie die Scheinwerfer eines Autos seien. Alle wollten das Wasser versuchen. Bald waren es ungefähr 2000 Menschen, die unser Wasser nahmen, und sie wollten immer mehr.

Für dieses Buch wollen wir dieses wundervolle kolloidhaltige Wasser Flüssigkristallkolloide (liquid crystal colloids) nennen.

Im Oktober gingen wir nach Florida und wurden im Unity Center, das an der Stelle eines alten atlantischen Tempels gebaut worden sein soll, noch einmal getraut. Ein doppelter Regenbogen erschien direkt nach unserer Trauung über der Kirche. Die Trauung im Unity Center war nach amerikanischem Recht unsere legale Hochzeit und auch eine Feier anläßlich unserer neuen Flüssigkristallkolloide.

Als wir nach Arizona zurückkehrten, zogen wir uns zurück, um unsere sagenhaften Kolloide weiter zu vervollkommnen. Im folgenden Jahr konnten wir diese Kolloide qualitativ zur höchsten Vollendung bringen.

Im Experiment fanden wir heraus, daß die ideale Oberflächenspannung, um in unserem Körper gespeicherte Toxine auszuscheiden, zwischen 55 und 65 dyn/cm liegt.

Die Kolloidkonzentration unserer Flüssigkristallkolloide ist dem angepaßt. Wenn sie trinkfertig aufgelöst sind, liegt die endgültige Oberflächenspannung im oben angegebenen Bereich.

Kapitel 9

Die Bedeutung von Kolloiden für das biologische System

»In der Tat können Kolloide heute als wichtiges, vielleicht als das wichtigste Verbindungsglied zwischen der organischen und der anorganischen Welt angesehen werden.«

Wolfgang Pauli

Das Medium, in dem Leben vorkommt, nennt man das kolloidale Medium. Wir wissen heute, daß alle lebenden Organismen aus hochstrukturierten Kolloiden oder Flüssigkristallen zusammengesetzt sind und daß diese die Grundlage eines gewaltigen kolloidalen Computers bilden.

Die Wissenschaft der Kolloide ist jung, und man weiß wenig über diese energiereichen Moleküle. Die Wissenschaft hat eine Fülle von Daten über Kolloide angesammelt, hat aber bis jetzt keine allgemeingültige Theorie über ihr Verhalten entwickelt. Die meisten Arbeiten über Kolloide befassen sich mit ihrer Verwendung in industriellen Prozessen. Man weiß nur wenig über Kolloide in lebenden Systemen.

Neuere Erkenntnisse des deutschen Forschers *Dr. Fritz Albert Popp* weisen darauf hin, daß das DNA-Molekül seine Informationsvorlage mittels eines verschlüsselten Impulses kohärenter ultravioletter Laserstrahlen auf andere Zellen überträgt. Der optische Weg, in dem diese Informationen übertragen werden, besteht aus hochstrukturiertem Zellwasser. (»Fusion Magazine«, Sept./Okt. 1985). Die Struktur des Zellwassers wird durch winzige Mengen stark geladener kolloidaler Mineralien bestimmt.

Praktische Kenntnisse über die Kolloidchemie erhält man dann, wenn man sich einmal vorstellt, daß lebende Gewebe und Organe einfach große Ansammlungen von Zellen sind; es gibt Milliarden davon. Die Energie, die eigentliche Lebenskraft dieser Zellen, stammt von bestimmten Mineralien und Metallen, darunter Eisen, Jod, Mangan, Kupfer. Es gibt davon im menschlichen Körper etwa 32 und Spuren von noch einmal so vielen. Die Kolloidchemie befaßt sich als Wissenschaft mit der Umwandlung jener Elemente in so winzige Partikel, daß diese von lebenden Zellen verwertet werden können.

Die Wirkung der Kolloide ist teilweise durch elektrische Kräfte erklärbar. Kranke, abgestorbene und verbrauchte Zellen werden durch elektromagnetische Kräfte von den Kolloiden angezogen, so wie Eisenspäne von einem Magneten angezogen werden. Die Kolloide tragen diese abgebauten oder giftigen Substanzen ins Blut, und sie werden dann ausgeschieden, wobei das System das verwendet, was es von den Kolloiden braucht.

Ein einfaches Beispiel gibt eine Vorstellung von den immensen Kräften, die frei werden:

Gehen wir einmal von einem Eisenwürfel mit einer Seitenlänge von 2,5 cm aus, wobei die Gesamtoberfläche 37,5 cm^2 wäre. Die elektrische Ladung befindet sich an der Oberfläche, deshalb ist die Ladung um so größer, je größer die Oberfläche ist; und wenn wir den Eisenwürfel in kleinere Teile teilen, vergrößern wir die Gesamtoberfläche. In der Kolloidchemie ist es möglich, diesen Eisenwürfel in so kleine Teile zu teilen, daß man sie nicht mehr erkennen kann. Anstatt von einer 37,5 cm^2 großen Oberfläche geht elektrische Energie so von einer über 5.000.000.000 cm^2 großen Fläche aus. *(Aus: Reader's Digest, March 1936)*

Das kleinste unter dem Mikroskop sichtbare Teilchen ist 1000mal größer als ein Molekül.

Diese kleinen Teilchen nennt man die »Unschärfezone der Materie«. *(Aus: Korzybski: Science and Sanity)*

In diesem Bereich unterteilter Materie stoßen wir auf die besonderen Verhaltensformen, die wir als »kolloidales Verhalten« kennen.

Wenn wir Materie in immer kleinere Partikel teilen, haben die Teilchen zusammen schließlich eine so große Oberfläche, daß ein Viertel Teelöffel davon mehr als ein Fußballfeld bedecken würde.

Wegen dieser großen Oberfläche erzeugen Kolloide eine Oberflächenenergie, die gewaltige Auswirkungen auf physikalische und chemische Reaktionen hat. *(Gustave LeBon: Evolution of Energy)*

Bestimmte Kolloide fungieren als starke Katalysatoren in chemischen Reaktionen. Sie verhalten sich oft ähnlich wie Enzyme in Lebensprozessen. Wegen ihrer geringen Größe und großen Oberflächenenergie erlangen die elektrischen Eigenschaften der Kolloide fundamentale Bedeutung, da sich alle Oberflächen aus elektrischer Ladung zusammensetzen.

Elektrische Ladungen haben die Eigenschaft, daß sich gleiche Ladungen abstoßen und entgegengesetzte anziehen. Der Verbindung von hoher Oberflächenenergie und elektrischer Ladung, die mit Kolloiden einhergehen kann, ist die Wirkung und Empfindlichkeit von Kolloiden im lebenden Systemen zuzuschreiben.

Je höher das elektrische Potential an der Oberfläche des Kolloids ist, desto wirksamer ist dieses als Energiequelle. Die elektrische Ladung auf der Kolloidoberfläche nennt man das »Zeta-Potential.«

Kapitel 10

Elektrizität im Blut

Naturwissenschaft, Religion und Philosophie sind sich völlig einig in einem, aber nur in einem Punkt. Lebensqualität und Lebenskraft hängen vom Blut ab.

Die alten Chinesen nannten das Kreislaufsystem den »Roten Drachen«. Es gibt spezielle geheime Übungen, das sogenannte System des Roten Drachen. Diese Übungen sollen angeblich das Blut mit Energie anreichern, mit CHI oder Lebensenergie laden. Sie werden mit einem Holzstab ausgeführt, der zwei chinesische Ellen mißt.

Der Stab wird auf verschiedene Weise gehalten, während eine Reihe zusammenhängender Stellungen eingenommen wird, die diese Lebensenergie zu den verschiedenen Körperteilen zirkulieren lassen sollen.

Das Blut ist sicher der eigentliche Schlüssel für die Gesundheit und einem langen Leben. Seine Funktionsfähigkeit ist für die richtige Ernährung jeder Zelle notwendig, für die Ausscheidung des anfallenden zellulären Abfalls und auch dafür, daß sich der Körper gegen Gifte, Bakterien und Viren verteidigen kann. *Dr. Alexis Carrel* erhielt den Nobelpreis für Medizin für seinen Beweis, daß die lebende Zelle unsterblich ist, wenn sie die richtigen Nährstoffe bekommt und alle giftigen Rückstände beseitigt werden.

Diese Aufgaben verrichtet das Blut normalerweise zusammen mit all den anderen Körperorganen. Ist das Gleichgewicht des Blutes gestört, können die Organsysteme ihren Aufgaben nicht ordnungsgemäß nachgehen. Das Blut von Tieren setzt sich ganz aus kolloidalen Teilchen zusammen.

Diese Kolloide schwimmen in einer speziellen Elektrolyt- oder Ionenflüssigkeit, die dazu beiträgt, die negative Ladung bzw. das Zeta-Potential innerhalb eines bestimmten Bereichs zu halten.

Verschiedene Arten der Belastung, zum Beispiel ein gestörtes Ionen-Gleichgewicht, bestimmte Arten von elektromagnetischen Wellen, Hormonstörungen oder Toxine und freie Radikale in Form positiver Ionen, tragen zur Zerstörung der negativen Ladungen auf diesen lebenden Kolloiden bei.

Wenn diese negativen Potentiale reduziert werden, fangen die Zellen an, sich verschieden stark zusammenzuballen oder zu verdicken. Die Viskosität des Blutes nimmt zu, die Zellen sind nicht mehr getrennt, und sie können keine Nährstoffe in die Zellen transportieren und keine Toxine aus dem Körper befördern.

Wenn dieser Zustand längere Zeit anhält, fangen die verschiedenen Körpersysteme an, mangelhaft zu funktionieren. Der Körper stirbt langsam ab, Stück für Stück. Was wir als Krankheit kennen, ist lediglich die Antwort des Körpers auf die Schwächung seiner Leistungsfähigkeit durch die Dinge, die seine elektrische Ladung zerstören.

Thomas Riddick, einer der ersten Chemiker, die sich mit Kolloiden befaßten, sagt, daß das Zeta-Potential ein Grundgesetz der Natur ist. Es spielt im Pflanzen- und Tierleben eine entscheidende Rolle, und es ist die Kraft, die die Milliarden von zirkulierenden Zellen, die den Organismus ernähren, auseinanderhält. (Kontrolle der Kolloidstabilität durch das Zeta-Potential).

Nach *Riddick* sind Kolloidpartikel Stoffteilchen, die größenmäßig zwischen 100 Angström und 10 Mikron liegen. Die meisten organischen Kolloide liegen zwischen 0,2 und 10 Mikron.

Da diese Partikel eine elektrische Ladung nur einer Polarität haben, sind sie in einer Lösung destillierten Wassers sehr stabil. Werden Elektrolyte, die aus positiven und negativen Ionen zusammengesetzt sind, der Lösung beigegeben, ändert sich die elektrische Ladung auf den Kolloiden durch die sogenannte elektrische Doppelschicht.

Die elektrische Doppelschicht bildet sich folgendermaßen: In destilliertem Wasser gibt es keine freien Ionen, so daß die Kolloide als einzeln stehende Partikel vorkommen und ihre jeweilige - negative - Ladung deutlich erkennbar ist.

Gibt man etwas Natriumchlorid oder Salz zum System, dissoziiert das Salz in einzelne Natrium- und Chloridione. Von diesen Ionen hat jede eine Ladungseinheit. Das heißt, die Natrium- oder Na^{+}-Ionen sind positiv und die Chlor bzw. Cl^{-}- Ionen einfach negativ geladen.

Bis zu einer bestimmten Ionenkonzentration vergrößern die Natriumchloridionen das Zeta-Potential des Kolloids auf die folgende Art und Weise:

Die Na^+-Ionen, die sogenannten Kationen, umhüllen die Kolloidoberfläche in einem Adsorptionsprozeß, weil sich entgegengesetzte Ladungen anziehen.

Diese Hülle positiver Ionen bildet eine feste Schicht um das Teilchen, die sogenannte Stern-Schicht. Die positiven Natriumionen bilden also eine Schicht auf der Kolloidoberfläche. Diese positive Schicht zieht negative Cl^--Ionen an ihre Oberfläche an.

Die negativen Ladungen oder Anionen bilden dann eine weitere diffuse Schicht um die Stern-Schicht. Diese Schichten sind denen einer Zwiebel vergleichbar.

Die diffuse Schicht geht dann in der Lösungsmasse auf, deren positive und negative Ladungen in einem ausgewogenen Verhältnis zueinander stehen. Durch diese doppelte Schicht entsteht ein stabileres Kolloid und das Zeta-Potential wird insgesamt leicht erhöht.

Durch den Zusatz bestimmter Elektrolyte wird das Zeta-Potential des Kolloids bis zu einem gewissen Punkt erhöht. Der Punkt ist erreicht, wenn der Lösung zu viel Salz beigegeben worden ist.

In dem Maße wie immer mehr Salz zugefügt wird, wird die Doppelschicht dünner, weil die Ionen einen elektrischen Druck auf die Teilchen ausüben. An einem bestimmten Punkt zerreißt die Doppelschicht, und das Kolloid entlädt sich, was zu einer Koagulation der Teilchen führt. Sie kommen alle zusammen, weil sie sich nicht mehr länger mit ihren gleichen elektrischen Ladungen abstoßen. Diesen Prozeß nennt man Aussalzung des Kolloids.

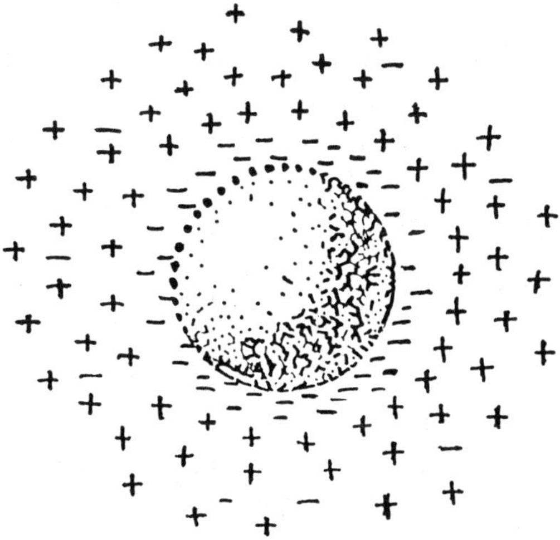

Doppelschicht um kolloidale Teilchen

Ein negativ geladenes Kolloid bildet leicht eine doppelte Ionenschicht um sich herum. Die Doppelschicht hat die Funktion, die elektrische Ladung auf der Kolloidoberfläche zu isolieren und zu stabilisieren. Die erste Schicht nennt man Stern-Schicht. Sie ist positiv geladen. Die Stern-Schicht wird von einer diffusen Schicht von Ladungen umgeben, die bis in die Elektrolytlösung hineinreicht. Finden sich zu viele freie Ionen in der Lösung, wird dieser elektrische Einfluß zu groß und die Doppelschicht wird zerstört. Wenn eine Schutzschicht wie Albumin an die Kolloidoberfläche adsorbiert wird, hilft sie, die elektrische Ladung des Kolloids gegenüber durch Ionen herbeigeführten Einflüssen zu isolieren. Ein solches Kolloid bleibt sogar in ionischen Lösungen mit hoher Dichte stabil.

Mutter Natur stabilisiert organische Kolloide, indem sie sie mit speziellen Polymeren umgibt, die das Teilchen wirksam gegen einen Verlust seiner elektrischen Ladung schützen. Zu den Polymeren, die in Pflanzen und Tieren gehäuft vorkommen, gehören unter anderem Albumin, Albuminoide und Polysaccharide (zuckerähnliche Moleküle). Diese Umhüllungen bilden zusammen mit speziellen Polyelektrolyten mehrfache Schutzschichten um das Kolloid.

Wenn ein Elektrolyt wie Kaliumzitrat zu geschützten Kolloiden gegeben wird, vergrößert sich deren Zeta-Potential noch mehr, weil das Zitratanion oder negative Ion eine Ladung von –3 drei hat, Kalium dagegen +1.

Werden Kolloide in einer Flüssigkeit wie Wasser suspendiert, bilden sie eine wolkenähnliche Suspension von Teilchen, die dazu neigen, sich der Gravitationskraft zu widersetzen.

Obwohl diese Teilchen schwerer sind als Wasser, hält das elektrische Potential der Kolloide sie in Suspension.

Diese Abstoßung von Teilchen erzeugt ein sich ständig bewegendes Teilchenplasma, dessen Energie von einem Gleichgewichtszustand weit entfernt ist. Die Oberflächenenergien der Kolloide neigen dazu, eine gegenseitige Anziehung herbeizuführen, während durch die elektrischen Ladungspotentiale die Partikel sich eher gegenseitig abstoßen. So lange wie Kolloide ihre Ladung behalten, existieren sie.

Da sich Kolloide in einem energiereichen Zustand befinden, sind sie instabile Komplexe, die ständigen Umwandlungen unterworfen sind.

Diese Umwandlungen können durch Licht, Wärme, elektrische Felder, elektromagnetische Kräfte, Gravitationskräfte, Sonneneruptionen und anderen Naturerscheinungen herbeigeführt werden.

Wenn das kolloidale System seine elektrische Ladung verliert, verliert es sein kolloidales Verhalten: es ist tot. Dies trifft sowohl für organische als auch für anorganische kolloidale Systeme zu.

In einem zuvor erwähnten Beispiel gingen wir auf die Vergrößerung des Zeta-Potentials durch die Zugabe von Kaliumzitratelektrolyten zu einem kolloidalen System ein.

Die elektrische Ladungsverteilung auf dem Kaliumzitrat läßt es zu einem sogenannten anionischen Elektrolyten werden. Kalium hat eine Ladung von +1 und der Zitratteil des Moleküls eine Ladung von –3. In der Kolloidchemie macht diese Art der Ladungsverteilung in einem Elektrolyten diesen zu einem 1:3 Elektrolyten. Man sagt, das Zitratmolekül ist dreiwertig. Das bedeutet, daß es drei überschüssige Elektronen hat. Kalium dagegen ist einwertig positiv, das heißt, ihm fehlt ein Elektron. Wenn sich Kalium und Zitrat zu einem Molekül verbinden, sind deshalb drei Kaliumatome notwendig, um die elektrische Ladung eines Zitratatoms auszugleichen.

Natriumchlorid oder Salz ist als 1:1-Elektrolyt bekannt, weil sowohl Natrium als auch Chlor einwertig sind und jeweils eine einfach positive und einfach negative Ladung haben.

Ein positives Ion nennt man Kation, weil es von der Kathode bzw. negativen Elektrode angezogen wird. Wenn wir Platinelektroden in ein Glas Wasser geben und eine 12-Volt-Batterie an diese Elektroden anschließen, werden die Kationen bzw. positiven Ionen vom negativen Pol bzw. der Kathode und die Anionen bzw. die negativen Ionen von der Anode bzw. der positiven Elektrode angezogen.

Es gibt auch stark positiv geladene kationische Elektrolyte. Gibt man beispielsweise Aluminiumchlorid in eine kolloidale Lösung, dissoziiert es in Al^{+} oder Aluminiumionen mit einer Ladung von +3 und in Cl^{-}- bzw. Chlorionen, die nur eine Ladung von –1 haben. Aluminiumchlorid ist so ein 3:1-Elektrolyt.

Da Aluminium dreiwertig positiv ist, hat es eine Ladung von +3. Aluminiumionen machen so ein negativ geladenes organisches Kolloidsystem instabil und bewirken eine Koagulation, indem sie die elektrischen Ladungen neutralisieren, die die Kolloide auseinander halten.

Aluminiumionen zerstören deshalb bei entsprechender Menge die kolloidale Stabilität in biologischen Systemen. Dies ist auch der Grund, warum Deodorants und Antazida, die Aluminiumionen enthalten, sehr schlecht für unsere Gesundheit sind. Dies ist auch dann der Fall, wenn man uns einzureden versucht, daß sie ganz harmlos sind.

Aluminiumionen werden in Kläranlagen eingesetzt. Sie bewirken eine Koagulation (Flockung) von

Schmutzstoffen, wie z. B. menschlichen Ausscheidungen. Die meisten Klärsysteme setzen dem Wasser zu viel Aluminium zu, was dazu führt, daß überschüssige Ionen schließlich in unserem Leitungswasser landen.

Alle kommunalen Wasserversorgungen fügen dem Abwasser Chemikalien zu, um die darin enthaltenen organischen Kolloide zum Koagulieren oder Ausflocken zu bringen. Nachdem die Rückstände aus dem Wasser durch Filterung entfernt wurden, gibt man kationische Salze hinzu, damit es zu keiner Korrosion am städtischen Leitungsnetz kommt.

Diese Mineralien werden zugefügt, ohne daß man irgend etwas über die von ihnen ausgehende potentielle Gefahr für lebende Systeme weiß.

Da das Blut ein fein ausgewogenes kolloidales System mit negativem Zeta-Potential ist, führen die kationischen Mineralsalze im Leitungswasser bei Menschen, die davon trinken, leicht zur Blutgerinnungsstörungen. Kein Wunder, daß Kreislauferkrankungen bei den Todesursachen an erster Stelle stehen!

Elektrolyte sind also entweder Kationen oder Anionen. Sie werden außerdem auf die folgende Weise nach ihrer Wertigkeit bzw. Ionenladung bestimmt:

Mehrwertige kationische Elektrolyte haben Ionen mit so hoher positiver Ladung, daß das Gleichgewicht durch mehr als ein kleineres Anion mit nur einer Ladungseinheit hergestellt werden muß.

Diese Elektrolyte werden nach den Ladungsverhältnissen als 4:1-, 3:1-, 2:1-Elektrolyt klassifiziert. Die Zahl auf der linken Seite gibt den Wert der positiven Ladung des Kations an, die Zahl auf der rechten den relativen Ladungswert der anionischen Seite des Minerals. In einem 3:1-Elektrolyten hat das Kation bzw. das positiv geladene Ion einen Ladungswert von +3.

Das Anion bzw. der negative Teil des Moleküls hat einen Ladungswert von –1. In dieser speziellen chemischen Verbindung kommt es zu einem Elektronengleichgewicht, indem drei einfach negativ geladene Anionen zum Ausgleich mit einem dreifach geladenen Kation verbunden werden. Aluminiumchlorid ist ein 3:1 kationischer Elektrolyt. Die chemische Formel von Aluminiumchlorid ist $AlCl_3$. Wie wir sehen, braucht man drei Chloranionen, um ein Aluminiumkation auszugleichen.

Wird Aluminiumchlorid in einer kolloidalen Lösung aufgelöst, hat das +3-Aluminiumkation eine gewaltige Wirkung auf das negative elektrische Ladungsgleichgewicht der kolloidalen Lösung.

Bei anionischen Elektrolyten oder Mineralsalzen ist die Ladungsverteilung der Verbindungen genau umgekehrt: Mehrwertige Anionen mit hoher negativer Ladung müssen mit mehreren Kationen aufgewogen werden.

Anionische Elektrolyte werden als 1:2-, 1:3-, 1:4-Elektrolyte klassifiziert. Das Anion wird immer mit der Zahl rechts angegeben und das Kation immer mit der Zahl links. Neutrale Elektrolyt-Mineralsalze haben ein Ladungsgleichgewicht von 1:1.

In einem bestimmten kolloidalen System sind 3:1-Elektrolyte bis zu 3000mal effektiver als 2:1-Elektrolyte und 6000mal so wirksam wie 1:1-Elektrolyte.

Da kationische Elektrolyte dazu neigen, kolloidale Systeme zu zerstören oder zu entladen, können sie eine verheerende Wirkung auf die kolloidale Stabilität in lebenden Systemen ausüben.

Daß kationische Elektrolyte der kolloidalen Stabilität so schaden, liegt daran, daß die negativ geladenen kolloidalen Teilchen von den stark positiv geladenen Ionen angezogen werden.

Diese stark geladenen Kationen zerstören die Stabilität des negativ ausgerichteten Feldgleichgewichtes des kolloidalen Systems. Das negative Zeta-Potential der Kolloide wird herabgesetzt, wodurch eine Kollision und Polymerisation oder Koagulation der Kolloide ermöglicht wird.

Am anderen Ende des Elektrolytspektrums neigen anionische Elektrolyte dazu, die Stabilität der Kolloide zu bewahren, indem sie zusätzliche Ladungen liefern, die zur Erhöhung des Zeta-Potentials beitragen.

Beispiele für anionische Elektrolyte sind: Kaliumsulfat (1:2), Natriumsulfat (1:2), Natriumzitrat (1:3), Kaliumzitrat (1:3), Natriumpyrogenphosphat (1:4), usw. Es gibt Hunderte mehr.

Das Blut gesunder Menschen besteht aus Schwebeteilchen und aus Plasmaproteinen oder Kolloiden in einer wäßrigen Lösung.

In diesem System sind ungefähr neun Gramm Mineralsalze pro Liter aufgelöst. Natriumchlorid steht dabei an erster Stelle.

Die Menge an dem 1:1-Elektrolyten Natriumchlorid im Blut würde normalerweise die Stabilität von gewöhnlichen Kolloiden mit hohem Zeta-Potential zerstören. Blut hat aber ein schützendes Protein, das die Blutkolloide umgibt und als Barriere fungiert, so daß das Zeta-Potential nicht entladen werden kann. Diese Schutzschicht ist Albumin.

Albumin ist ein stark polymeres Protein, und es ist auch ein Kolloid mit einer Teilchengröße, die weit über der von roten Blutkörperchen, Blutplättchen usw. liegt. Das Albumin wird an der Oberfläche der Kolloide angelagert und auch an den Gefäß- und Arterienwänden. Albumin wiederum adsorbiert an seiner Oberfläche negative Ionen oder Anionen.

Das Blut enthält auch anionische Elektrolyte, um sein Zeta-Potential zu erhöhen. Zu den natürlichen anionischen Elektrolyten im Blut gehören unter anderem verschiedene Phosphate und Zitrate.

Beim Gesunden sind die korpuskulären Bestandteile des Blutes getrennt. Sie haften weder aneinander noch an den Blutgefäßen und Arterienwänden. Dies geschieht aufgrund der Adsorption elektronegativer Plasmaproteine an die Oberfläche aller korpuskulärer Bestandteile und an die Gefäßwände. Dies führt zu einer gegenseitigen Abstoßung.

Wird die Stabilität dieses Systems gestört, also die Ladung dieser kolloidalen Elemente herabgesetzt, ist die Effizienz des ganzen Systems in Gefahr. Bleibt die Instabilität bestehen, folgen verschiedene Krankheitsformen.

Die Stabilität wird durch die Kost beeinflußt, durch die Aufnahme von Mineralsalzen und durch verschiedene Arten von Streß wie z.B. durch elektromagnetische Felder von Leuchtstofflampen, Fernsehgeräten, Computern usw.

Die Ladungsstabilität der Kolloide im Blut wird von der Art der Kolloide und der der Elektrolyte im System bestimmt.

Die Vegetation hängt als Ganzes auch davon ab, daß es kolloidale Flüssigsysteme gibt, deren Partikel nicht aneinander haften. In Gemüsen, Salaten und Früchten liegt als kolloidaler Schutzmechanismus meistens eine Verbindung von Albuminoiden (albuminähnlich) und anionischen Elektrolyten vor.

Wir haben festgestellt, daß alle lebenden Flüssigkeiten Flüssigkristalle sind und eine Struktur haben, die von Kolloiden mit hohem Zeta-Potential geprägt wird.

Untersuchungen von Blutserum, Urin, Gemüse- und Fruchtsäften ergaben eine sehr niedere Oberflächenspannung frischer Flüssigkeiten. Sie schwankte zwischen 65 für durchschnittliches Blutserum und 30 für frischen Karottensaft.

Die Kolloide lebender Flüssigkeiten sterben jedoch bald ab, wenn sie aus der lebenden Zelle entfernt worden sind. Der Grund dafür mag in dem Selbstschutzmechanismus der Gelierung oder Gerinnung liegen. Dieses Schutzsystem bewahrt den Körper im Falle einer Verletzung vor einem Flüssigkeitsverlust.

Im menschlichen oder tierischen Körper löst zum Beispiel eine Verletzung mit Flüssigkeitsverlust die

Freisetzung von Prothrombin aus, einem starken kationischen Elektrolyten, der die Gerinnung der Flüssigkeit bewirkt (Blutgerinnsel). In diesem Prozeß wird Prothrombin zu Thrombin. Pflanzen haben einen ähnlichen Mechanismus.

Nehmen wir zum Beispiel Karottensaft: Frische Karotten werden entsaftet. Das entstehende Mus wird mit einem Vakuumfilter gefiltert. Dadurch werden alle nichtkolloidalen festen Bestandteile, die größer als 5 Mikron sind, entfernt. Man erhält eine klare kolloidale Flüssigkeit mit einer Oberflächenspannung von 30. Wird der Saftextrakt auf über 50°C erhitzt, steigt die Oberflächenspannung auf 73. Durch Erhitzen werden Albumine und Albuminoide denaturiert und zerstört.

Läßt man rohen, nicht erhitzten Saft über Nacht im Kühlschrank stehen, steigt die Oberflächenspannung auf 68. Läßt man ihn für längere Zeit stehen, geht die ganze Ladung verloren, und der übriggebliebene »tote« Saft hat eine Oberflächenspannung von 73.

Der natürliche Gerinnungsmechanismus des Karottensaftes kann eventuell auf die Tätigkeit von Mikroben zurückgeführt werden, da viele Mikroben das Zeta-Potential kolloidaler Systeme zerstören. Das passiert wahrscheinlich deshalb, weil kationische Substanzen als mikrobische Abfallprodukte freiwerden.

In unseren Laboratorien haben wir die Oberflächenspannung Dutzender Pflanzen- und Gemüsesäfte untersucht. Der Saft mit der niedrigsten Oberflächenspannung war Karottensaft.

Und gerade dieser Saft soll die ausgeprägtesten heilenden Eigenschaften haben. Dies hat schon *Dr. Walker* erkannt, der in seinen Büchern z.B. »Frische Frucht- und Gemüsesäfte« immer wieder auf den hohen gesundheitlichen Wert von Karottensaft hingewiesen hat. Es ist interessant festzustellen, daß jede Form der Nahrungsbearbeitung und Kochen dazu beiträgt, das Zeta-Potential der Nahrung zu zerstören.

Diese Untersuchungen hochgeladener Kolloide zeigen, daß geladene Kolloide in der lebenden Zellflüssigkeit vielleicht genauso wichtig für unsere Ernährung sind wie Enzyme, Vitamine usw.

Wenn man Kolloide mit hohen Potentialen in reinem Wasser auflöst, so verändern die Oberflächenkräfte ihr Energieäquivalent, wie dies schon früher erwähnt wurde.

Dies zeigt sich durch eine Strukturänderung des Wassers, da Wasser ein Flüssigkristall mit wechselnder Bindung ist. Das heißt, daß Wasser durch eine Zugabe geladener Kolloide stärker strukturiert werden kann.

Ändert sich die Struktur des Wassers aufgrund erhöhter Energie, nimmt die Oberflächenspannung ab. Da Energie ohne Temperaturänderung zugeführt wird, kann die Flüssigkeit die Energie nur aufnehmen, indem sie ihre Bindungsstruktur ändert und sich damit auf die Erhöhung einstellt.

Wenn wir die Energie im Wasser erhöhen, indem wir Hitze zuführen, dehnt sich die Struktur aus, um sich der erhöhten Energie anzupassen, und die Oberflächenspannung wird herabgesetzt. Geben wir geladene Kolloide zum Wasser, ist die Energie, die wir zuführen, elektrischer Natur, und die Temperatur ändert sich nicht. Die erhöhte Energie zeigt sich jedoch in einer Herabsetzung der Oberflächenspannung.

Mit unserem Flüssigkristallkolloidkonzentrat erzeugen wir Polysilikatmineralien mit hohem Zeta-Potential und schützen diese Mineralien dann mit einer aus einem organischen Polyelektrolyt bestehenden Schutzschicht.

Unser schützendes Polymer ist stabiler als Albumin. Unsere Kolloide sind folglich so gut geschützt, daß sie ihre Ladung selbst unter schwierigsten Bedingungen beibehalten.

Diese Kolloide können Mikrowellen ausgesetzt, gefroren, gekocht, im Druckapparat erhitzt, mit Gammastrahlen bestrahlt und in einige starke kationische Elektrolyte gegeben werden, ohne daß sie ihre elektrische Ladung verlieren.

Das elektrische Potential auf Kolloiden kann zum Beispiel mittels eines U-förmigen Glasrohres gemessen werden. Das Rohr wird mit der Kolloidlösung gefüllt, und in die Enden des Röhrchens werden Platin-Elektroden eingeführt. Es wird dann ein elektrisches Potential an die Elektroden angelegt. Dies ist eine Art Elektrophoresezelle. Die Kolloide wandern alle zu einem der Pole hin. Ist das Kolloid negativ geladen, wandert es zum positiven Pol, ist es positiv geladen, wandert es zum negativen.

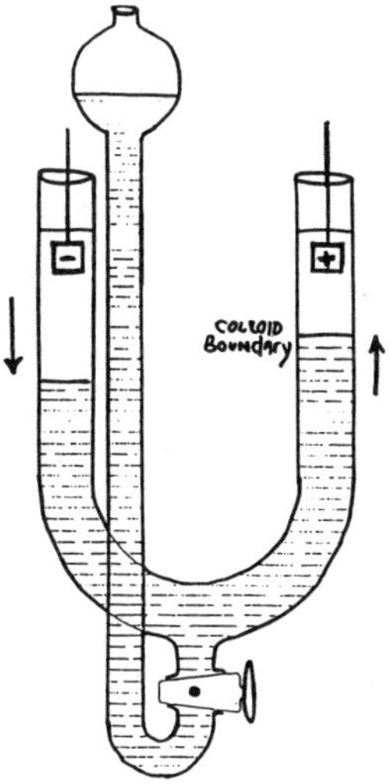

Elektrophoresezelle zur Messung des Zeta-Potentials

Ist das Kolloid nicht geladen, wandert es nicht, sondern setzt sich am Boden des Rohres ab. Die Wanderungsgeschwindigkeit bei einem bestimmten elektrischen Potential wird vom Zeta-Potential des kolloidalen Systems bestimmt. Mit dieser einfachen Technik haben wir eine direkte Beziehung zwischen Zeta-Potential, Oberflächenspannung und dem Strukturierungseffekt auf das Wasser hergestellt. Die Wanderungsgeschwindigkeit der kolloidalen Grenzschicht hängt von der angelegten elektrischen Spannung und dem Zeta-Potential ab. Indem man die Wanderungsgeschwindigkeit mißt, kann das Zeta-Potential oder die kolloidale Ladung errechnet werden.

Kapitel 11

Der Kolloid-Computer

Wir haben uns zwar auf das Blut als biologisches System mit hohem Zeta-Potential konzentriert, doch ist unser ganzer Körper aus Kolloiden zusammengesetzt.

Der menschliche Körper ist eigentlich ein nahezu vollkommener Kolloid-Computer. Jede Zelle ist ein Kolloid. Diese Kolloide sind in Strukturen angeordnet, um bestimmte Funktionen zu erfüllen.

Dr. Robert O. Becker vom Upstate New York Veteran's Hospital ist wohl die herausragendste Autorität in der Welt, was beschleunigte Heilungsprozesse durch elektrische Stimulationen betrifft.

In seinem Buch »The Body Electric« beschreibt er seine Entdeckung eines Heilsystems im Körper, das wie eine Art Analogcomputer funktioniert. Bis zu dieser Entdeckung hielt man das Nervensystem für ein digitales Nachrichtenübermittlungssystem. (Das heißt, Nachrichten werden durch eine Reihe von Impulsen übertragen.) *Becker* entdeckte, daß die die Nerven umgebenden Zellen, die Gliazellen im Gehirn und die Schwann-Zellen im restlichen Körper, die Grundlage eines Gleichstromanalogheilsystems bilden.

In einem Analogcomputer werden Informationen durch die Spannungshöhe oder durch die Stromintensität übertragen. Wenn ein Körperbereich verletzt ist, bauen diese Zellen um die Verletzung herum eine negative elektrische Ladung auf. Diese negative Ladung beschleunigt den Heilprozeß, indem sie *nahrhafte Ionen* zu diesem Bereich hinzieht.

Viele werden sich vielleicht ins Gedächtnis zurückrufen, daß der Unterschied zwischen dem Gehirn *Einsteins* und einem gewöhnlichen Gehirn darin liegt, daß *Einsteins* Gehirn mehr Gliazellen hatte. Diese Zellen umgeben die Nerven und sorgen sowohl für den Schutz als auch für die Ernährung.

Die Gliazellen im Gehirn und die Schwann-Zellen im übrigen Körper bestehen aus Kolloiden mit hohem Zeta-Potential, die in einer strukturierten Matrix angeordnet sind.

Dr. Becker entdeckte, daß diese Zellen eigentlich vergleichbar sind mit Transistoren und Halbleitern. Er entdeckte auch, daß es eine direkte Übereinstimmung zwischen diesen Zellen und dem Akupunkturenergiesystem gibt, das die alten Chinesen vor Tausenden von Jahren aufgezeichnet haben!

Das am stärksten strukturierte Wasser im lebenden Körper befindet sich im Gehirn und im Nervensystem. Das Wasser im Gehirn ist so hochstrukturiert, daß es bei 37°C als »Eis« bezeichnet worden ist. Dieses hochstrukturierte Wasser findet man auch im Liquor cerebrospinalis. Im Liquor schwimmt nicht nur das Gehirn, sondern er reicht die gesamte Wirbelsäule hinab und in jede Nervenfaser hinein, vom Kopf bis zu den Zehenspitzen. Dieses Flüssigkristall erstreckt sich auf über 40.000 km Nervengewebe. Der menschliche Körper ist buchstäblich eine gewaltiger Flüssigkristall!

Die Struktur des biologischen Flüssigkristallwassers im Gehirn und in den Nerven löst sich ungefähr bei 41°C auf. Das ist insofern interessant, als dies auch die Temperatur des Körpers ist, bei der Menschen sterben.

Wenn Flüssigkristalle erhitzt werden, bewirkt die Wärmeenergie, daß die Moleküle immer schneller schwingen. In jedem Kristallsystem ist bei einer bestimmten Temperatur ein Punkt erreicht, an dem die Schwingungsintensität so groß ist, daß die Energiebindungen zwischen diesen Strukturen auseinandergerissen werden. Das nennt man manchmal den »Curie-Punkt«. Jedes Kristallsystem hat einen solchen Punkt. Da Flüssigkristalle schwache Bindungen haben, sind ihre Curie-Punkte recht niedrig.

Das Elektrolytgleichgewicht im Gehirn und im Nervensystem ist von entscheidender Bedeutung. Der Körper hat einen speziellen Abwehrmechanismus, der Fremdkörper davon abhält, ins Gehirn einzudringen. Es handelt sich dabei um die Blut-Hirn-Schranke.

Man hat nachgewiesen, daß die Durchlässigkeit der Blut-Hirn-Schranke durch elektrische und magnetische Felder mit extrem niederen Frequenzen (ELF) geändert werden kann. Wenn unerwünschte Substanzen in dieses System eindringen, wird das anionische Elektrolytgleichgewicht gestört und die Kristallstruktur dieser vitalen Flüssigkeit verändert.

Dr. Fritz Albert Popp hat gezeigt, daß unsere Zellen durch die Emission ultravioletter Laserstrahlen DNA-Codes übertragen. Er hat gezeigt, daß der Mechanismus der Lichtübertragung durch strukturierte Wassermoleküle zustandekommt. Diese fungieren als »Lichtleiter« für die Signale. *Popp* weist darauf hin, daß diese strukturierten Wassermoleküle durch kolloidale Mineralien strukturiert werden.

Da Kolloidpioniere wie *Thomas Riddick* das Zeta-Potential für ein elementares Naturgesetz halten, wird offensichtlich, daß das Zeta-Potential für das Leben selbst elementar ist.

ELF-Signale gehen von Hunderten von industriellen Produkten und Haushaltsgeräten aus. Alles, vom Haartrockner, Fernsehgerät, Computer, von der Waschmaschine, dem Wäschetrockner bis hin zu elektrischen Armbanduhren, sendet diese Langwellen aus.

Dr. Becker glaubt, daß die Existenz der Menschheit von diesen Signalen bedroht ist, da sie die chemische Zusammensetzung von Lebendigem ändern.

Unsere Experimente haben gezeigt, daß die Kolloidstabilität durch ELF-Signale gefährdet wird, wenn das Zeta-Potential des kolloidalen Systems niedrig ist. Kolloide mit niederem Zeta-Potential sind recht instabil, da die Teilchen nahe daran sind zu gerinnen. An diesem Punkt genügen kleine Streßsituationen, um den Gel-Zustand im System auszulösen.

Bei den meisten Kolloiden kommt es bei einem Zeta-Potential von ungefähr -10 Millivolt (0,010 Volt) dazu. Ist es möglich, daß wir vor diesen schädlichen Energien geschützt würden, wenn das Zeta-Potential der Körperzellen durch eine Zufuhr energiereicher Kolloide und anionischer Elektrolyte erhöht würde?

Kapitel 12

Ernährung und Kolloide

Da der Zweck dieses Buches ist, die Entdeckung und die Verwendung von Flüssigkristallwasser in lebenden Systemen zu diskutieren, ist das Thema Ernährung trotz seiner Bedeutung nur von sekundärem Interesse und wird hier nicht eingehender behandelt. Es interessieren hier nur die Wirkungen der Kost auf die Integrität des bio-kolloidalen Systems, soweit das Zeta-Potential der Körperflüssigkeiten betroffen ist.

Da die Kolloide in lebenden Systemen komplexe Strukturen sind, deren Zeta-Potential durch eine Schicht von Albuminen und Albuminoiden geschützt ist, die dann durch ionische Elektrolyte geladen werden, scheint es so, als ob der größte aller Köche, unser Schöpfer, uns für eine Rohkosternährung bestimmt hat. Die ideale Kost ist demnach eine Kost, die viele saftige rohe Früchte enthält, da Früchte reich an Kolloiden mit hohem Zeta-Potential und anionischen Polyelektrolyten sind.

Jede Art der Nahrungsbearbeitung, wie beispielsweise Kochen, denaturiert die Albuminoide und zerstört das Zeta-Potential. Es ist allgemein bekannt, daß Hitze die Enzymaktivität zerstört, nur wenige sind sich aber bewußt, daß es sich bei Enzymen um Kolloide mit hohem Zeta-Potential handelt. Hitze denaturiert die empfindlichen Schutzschichten des Enzyms und zerstört seine Ladung. In der Folge kommt es zu einer massiven Koagulation der Lebensflüssigkeiten.

In dieser Zerstörung des Sol-Zustandes kolloidaler Stoffe liegt der Unterschied zwischen »lebenden« Lebensmitteln und »toten« Nahrungsmitteln.

Die meisten Ernährungswissenschaftler glauben, daß Enzyme den Unterschied zwischen »lebenden« und »toten« Nahrungsmitteln ausmachen. Es wird allmählich deutlich, daß wohl das Zeta-Potential die wirkliche »Lebenskraft« von Enzymen und Nahrungsmitteln ausmacht.

Wie bereits zuvor erwähnt, haben wir das Zeta-Potential und die Oberflächenspannung von Blutserum, roher Milch, Urin und Pflanzensäften getestet.

Wir haben festgestellt, daß frische unbearbeitete Flüssigkeiten und Säfte von lebenden Organismen immer eine niedere Oberflächenspannung und ein hohes Zeta-Potential haben.

Verliert sich die Frische dieser Flüssigkeiten oder werden sie gekocht, wird das Zeta-Potential der Kolloide zerstört, was zur Koagulation und zum Absterben des kolloidalen Energiesystems führt. Ideal ist eine Kost aus rohem Obst, Salaten und Gemüse mit ein paar Sprossen und Nüssen.

Innerhalb von drei Jahren stellte sich *Patrick* von Normalkost auf eine zu 99 % nur aus Früchten bestehenden Kost um. Am Anfang ließ er zunächst alle tierischen Produkte aus seiner Ernährung weg, auch alle Milchprodukte.

Als er sich auf Gemüse, Salate und Obst eingestellt hatte, gab er Kaffee, Tee und jede Art geselligen Trinkens auf. Zu diesem Zeitpunkt wurde sein Körper durch das Flüssigkristallkonzentrat allmählich so rein, daß er ihm sofort sagen konnte, welche Lebensmittel seinem Körper nützten und welche ihm schadeten. Unsere derzeitige Kost besteht hauptsächlich aus rohem Obst, Salaten und Gemüse mit gelegentlichen Beigaben von Samen wie Kürbiskernen, Sonnenblumenkernen und Sesamsamen.

Gael hat sich die letzten 18 Jahre nur von ungekochtem Obst, Salaten und Gemüse ernährt. Sie hat sich eine vollkommene Gesundheit bewahrt und hatte die ganze Zeit über nie eine Erkältung.

Während dieses Prozesses entdeckten wir, daß jede raffinierte (tote) Nahrung wie eine Droge auf das biologische System wirkt. Wenn ein bestimmtes Nahrungsmittel verzehrt wird, wirkt es als Stimulanz für das Nervensystem. Diese Stimulation läßt den Wunsch nach einem anderen Nahrungsmittel aufkommen, das anders stimulierend wirkt, was dann wiederum ein neues Verlangen nach wieder anderen Nahrungsmitteln auslöst. Dieser Prozeß geht endlos immer weiter.

Der Prozeß körperlicher Reinigung befreit den Körper von diesem ständigen Verlangen und ermöglicht es ihm, diesem schädlichen Kreislauf zu entkommen. Der Körper entwickelt eine Sensitivität, die ihn befähigt, die Nahrung auszuwählen, die für ihn am besten geeignet ist. Dieser Prozeß kann nicht von heute auf morgen erzwungen werden. Er basiert auf einer natürlichen Weiterentwicklung.

Wir schreiben gerade ein Buch über unsere Beobachtungen zur Ernährung. Dieses Buch wird zu einem späteren Zeitpunkt auf den Markt kommen. Das oben Erwähnte ist nur von allgemeinem Belang und soll keine Ernährungsempfehlung für jeden sein.

Jede Ernährungsdiskussion ist der Bedeutung kolloidaler Mineralien mit hohem Zeta-Potential untergeordnet. *Dr. Coandas* Worte klingen uns immer noch als wahr nach: *»Wir sind, was wir trinken.«*

Was lebende Kolloide zerstört

Hier möchten wir die verschiedenen Dinge in unserem Leben diskutieren, die »schlecht« für uns sind, also all das, was zu einer Verringerung des Zeta-Potentials und damit zu einem Zusammenbruch der Struktur unserer eigenen empfindlichen Körperflüssigkeiten beiträgt.

Aluminium

Aluminium gibt es in unserer modernen Welt fast überall. Es ist ein guter Baustoff, ist aber tödlich, wenn es in den menschlichen Körper kommt.

Das amerikanische Ministerium für Nahrung und Gesundheit (Food and Drug Administration) hält Aluminium für ungefährlich, doch Studien zum Zeta-

Potential zeigen, daß dies nicht richtig ist. Aluminium tötet nicht schnell, sondern es zerstört langsam.

In kolloidalen Systemen führen Aluminiumionen in einer Konzentration von 4 ppm (4 Teile per Million) zu einer vollkommenen Zerstörung der Kolloidstabilität. Aluminium wird in Backpulvern, in Antazida, Deodorants und Getränkedosen verwendet.

Millionen von Menschen essen Speisen, die in Aluminiumtöpfen gekocht wurden, und trinken Kaffee aus Aluminiumkannen. Camper trinken oft Wasser aus Aluminiumfeldflaschen.

Der erste Schritt zu bestmöglicher Gesundheit ist, Aluminium aus dem Ernährungsbereich auszuschließen. Aus den Aluminiumdosen der Multimilliarden Mark schweren Getränkeindustrie können Aluminiumionen in das Getränk gelangen. Diese Dosen sind innen kunststoffbeschichtet, wodurch dies verhindert werden soll, doch meistens wird beim Verschließen die Beschichtung beschädigt, so daß ein Ausschwemmen von Aluminium möglich ist.

Das einzige Aluminium, das harmlos zu sein scheint, ist kolloidales Aluminiumsilikat, wie es in natürlichen Tonen wie Bentoniten vorkommt. Die Teilchen derartiger Tone haben ein natürliches negatives Zeta-Potential, das verglichen mit lebenden Kolloiden recht niedrig ist.

Bei der Gewinnung der Tone werden von den Verarbeitern zunächst anionische Elektrolyte wie Natriumpyrogenphosphat beigegeben, um das Zeta-Potential und die Dispersion in Flüssigkeit zeitweilig zu erhöhen. Dies geschieht, damit man die Tone leichter – ohne Zusammenballungen – handhaben kann, damit sie frei fließen.

Der Ton wird zu einer Aufbearbeitungsanlage transportiert, wo er durch Zugabe von Aluminiumkationen zum Koagulieren gebracht wird. Er wird dann gewaschen, getrocknet und verpackt. Rückstände von Aluminiumkationen bleiben im Ton. Dieser Ton wird dann auch an die Gesundheitsindustrie verkauft, die z.B. Bentonitdarmreinigungsmittel herstellt.

Unbehandelter Ton ist in seinem Naturzustand ein wirkungsvoller Darmreiniger, da er Toxine aus dem Blut adsorbiert, wenn sie den Darmkanal passieren (sogenannte Heilerde).

Reiner Ton wirkt sich nur wenig auf die elektrische Leitfähigkeit destillierten Wassers aus, da er keine freien leitfähigen Ionen hat. Es ist möglich, auf verbleibende Elektrolyte hin zu testen, indem man eine bestimmte Menge Ton destilliertem Wasser beigibt und dann mit einem speziellen elektrischen Meßgerät untersucht, ob sich die elektrische Leitfähigkeit erhöht hat.

Unsere Laboruntersuchungen haben allerdings ergeben, daß manche Tone, die in Reformhäusern und Bioläden verkauft werden, mit kationischen Elektrolyten behandelt worden sind.

Verarbeitete Nahrungsmittel

Thomas Riddick untersuchte natürliche und gekochte Nahrungsmittel jeweils auf ihren Mineralsalzgehalt hin. Er stellte fest, daß der geringe Natrium- und der damit einhergehende hohe Kaliumgehalt natürlicher Lebensmittel durch Verarbeitung (sogenannte »Veredlung«) umgekehrt wird.

In den USA gibt es gegenwärtig keine bundesweit vorgeschriebene Höchstgrenze für die Salzmenge, die verarbeiteten Nahrungsmitteln zugegeben werden darf.

Der einzige Grund, warum Natriumsalz in der Nahrungsmittelverarbeitung zur Verwendung kommt, ist der, weil es ein billiges Konservierungsmittel ist. In natürlichen unbearbeiteten Lebensmitteln ist der Kaliumspiegel mindestens fünfmal so hoch wie der Natriumspiegel, und es kann ein Verhältnis von bis zu 100:1 vorliegen. In bearbeiteten Nahrungsmitteln ist dieses Verhältnis jedoch genau umgekehrt. Der Natriumspiegel kann den Kaliumspiegel um bis zu 1000:1 übersteigen!

Überschüssige Natriumionen wirken sich auf das Zeta-Potential schädlicher aus als überschüssige Kaliumionen. Das mag daran liegen, daß im Körper natürliche Mechanismen ablaufen, die Natriumionen eher festhalten, überschüssiges Kalium dagegen ausscheiden.

Die Nieren haben die Funktion, das Elektrolytgleichgewicht des Blutes aufrechtzuerhalten, indem sie Salze ausscheiden, die das Zeta-Potential und damit den Sol-Zustand des Blutes zerstören würden.

Sie tun dies durch selektives Ausscheiden von überschüssigen 1:1 und 2:1 kationischen Elektrolyten. Zu viele dieser Mineralsalze zerstören die Kolloidstabilität.

Unsere Nieren versuchen, anionische oder negativ geladene Elektrolyte zu behalten, da diese das Zeta-Potential der Körperflüssigkeiten auf einem hohen Energieniveau halten.

Unsere Nieren sind so angelegt, daß sie mit fünf bis zehn Gramm Mineralsalz am Tag fertigwerden. Der Durchschnittsamerikaner verbraucht täglich 20 bis 25 Gramm Salz. (Die Deutschen verbrauchen 12 bis 16 g/Tag.)

Auch wenn wir unsere Nahrung nicht salzen, taucht Salz in von der Nahrungsmittelindustrie verarbeiteten Nahrungsmitteln in versteckter Form auf. Mit zunehmendem Alter nimmt die Funktionsfähigkeit unserer Nieren ab und damit unser Vermögen, mit diesen überschüssigen Salzen fertigzuwerden.

Als Folge stauen sich diese Salze in unserem Blut und setzen das Zeta-Potential der Blutkolloide herab. Überschüssige Salze werden für einige Zeit in verschiedenen Körperteilen gespeichert, da das Ausscheidungssystem sie nicht bewältigen kann. Am Ende stehen Fettsucht, hoher Blutdruck, Nieren- und Herzerkrankungen. Die meisten Menschen nehmen mit zunehmendem Alter zu, weil sie ein Leben lang Gifte in ihrem Körper angesammelt haben.

Da die meisten Menschen bearbeitete Nahrungsmittel zu sich nehmen, bekommen sie mit ihrer Kost nur sehr wenige anionische Elektrolyte. Dieser Mangel an Anionen (negativen Ionen) zwingt den Körper, bei dem Versuch, den Körper in einem ausgewogenen Zustand zu halten, auf seine Reserven zurückzugreifen. Dies ist jedoch ein aussichtsloser Kampf. Innerer

Streß fordert seinen Tribut, und die verschiedenen Organe müssen ein Vielfaches von dem leisten, was ihrer normalen Leistungsfähigkeit entspricht. Die Erschöpfung lebenswichtiger Elektrolyte und kolloidaler Mineralien hat letztlich verheerende Auswirkungen auf das ganze Körpersystem. So sterben Menschen langsam dahin und wissen gar nicht, was eigentlich mit ihrem Körper los ist.

Wasser, Wasser überall

Eine unlängst vorgenommene Untersuchung des Leitungswassers einer amerikanischen Großstadt ergab als Hauptbestandteil Wasser, an zweiter Stelle kam zerrissenes Toilettenpapier.

Stadtverwaltungen bereiten Abwasser mittels kationischer Elektrolyte auf, um damit organische Abfallkolloide auszufällen und zu beseitigen, so daß das Wasser wieder als Trinkwasser verwendet werden kann. Das Leitungswasser von heute ist das WC-Wasser von gestern.

Bei den Chemikalien, die zur Aufbereitung von Abwasser verwendet werden, handelt es sich ausschließlich um positiv geladene Elektrolyte, die möglicherweise das kolloidale Gleichgewicht zerstören, wenn sie dem Körper zugeführt werden.

Nachdem die organischen Kolloide entfernt worden sind, wird das Wasser mit anderen kationischen Elektrolyten behandelt, die ausschließlich dazu da sind, die Erosion der städtischen Leitungsrohre zu verlangsamen.

Das Trinken von Leitungswasser ist langsamer Selbstmord. Wir haben dabei die über 40.000 karzinogenen Stoffe, die darin gefunden worden sind, noch nicht einmal erwähnt.

Quellwasser

Ein Großteil des Brunnen- und Quellwassers ist nicht viel besser als Leitungswasser. Die Mineralien der meisten Quellen sind vorwiegend kationischer Natur.

Nur sehr wenige Quellen enthalten nützliche anionische Mineralien wie Kalium- oder Natriumsulfat. Der Statistik nach sind Menschen, die von diesem anionischen Quellwasser trinken, viel gesünder als Menschen, die Quellwasser mit kationischen Mineralien zu sich nehmen.

Brunnenbesitzer müssen aber noch mit einem anderen Problem fertigwerden, nämlich damit, daß chemischer Industriemüll in den Boden eindringt und tief liegende Wasseradern verschmutzt.

Abgefülltes Wasser

Abgefülltes Wasser kann mehreren verschiedenen Kategorien zugeordnet werden:

1. Quellwasser (ohne Kohlensäure)
2. Aufbereitetes Wasser
3. Destilliertes Wasser
4. Wasser mit natürlicher Kohlensäure
5. Wasser mit zugesetzter Kohlensäure

Der Großteil, der nicht in Europa abgefüllten Mineralwässer, wird aufbereitet, indem zuerst die natürlichen Mineralien und Schmutzpartikel mittels Umkehrosmose und/oder Entionisierung entfernt werden. Mineralfreies Wasser wird dann zu mineralhaltigem Wasser gemacht, in dem Mineralsalze zugefügt werden, die dem Wasser einen guten Geschmack geben sollen.

Abfüllbetriebe, die so vorgehen, wählen Mineralsalzzusammensetzungen, die meistens nicht ausgewogen sind, wenn man sie unter dem Aspekt einer Erhöhung des Zeta-Potentials betrachtet. Solches Wasser ist folglich kationisch, und sein Genuß ist nicht förderlich für die Gesundheit.

Bei in Europa abgefüllten Quellwässern handelt es sich um natürliches Mineralwasser mit einem von Wasser zu Wasser verschiedenen Verhältnis zwischen kationischen und anionischen mineralischen Elektrolyten. Bei den meisten abgefüllten Mineralwässern dominiert eindeutig der Anteil der Kationen.

Das einzige Mineralwasser, das befriedigend anionisch zu sein scheint, ist Volvic-Wasser aus Frankreich.

Destilliertes Wasser

Wenn wir die Wahl zwischen den oben genannten Wasserarten haben, würden wir destilliertes Wasser wählen oder Wasser, das durch Umkehrosmose von Mineralien befreit worden ist. In Deutschland wird kein destilliertes Wasser in abgefüllter Form angeboten. Sie können es sich aber selbst mit einem Heimdestilliergerät herstellen. Lieferantenhinweise erhalten Sie von der Gesellschaft für natürliche Lebenskunde e.V., 2862 Worpswede, Heinrich-Vogeler-Weg 8.

Diese Wahl ist nur logisch, denn mineralstofffreies Wasser ist neutral und auch ein ausgezeichnetes Reinigungsmittel.

Das allerbeste Wasser ist mineralstofffreies Wasser, dem Kolloide mit hohem Zeta-Potential und anionische Elektrolyte zugesetzt worden sind. Beides ist in Flüssigkristallkolloiden enthalten.

Kohlensäurehaltiges Wasser und andere Getränke

Kohlendioxyd oder CO_2 wird Wasser beigegeben, um Sprudel und Erfrischungsgetränke herzustellen. Im menschlichen Körper ist Kohlendioxyd ein giftiges Nebenprodukt des Zellstoffwechsels. Es wird vom Blut zu den Lungen transportiert, wo es gegen Sauerstoff ausgetauscht und mit dem Atem ausgestoßen wird.

Ein Erwachsener atmet innerhalb von 24 Stunden genug Kohlendioxyd und andere toxische Stoffwechselprodukte aus, um zwölf erwachsene Elefanten umzubringen. Kohlendioxyd kann ein tödliches Gas sein. Es sind schon viele Menschen an einer Kohlendioxydvergiftung gestorben. Da es schwerer ist als Luft, sinkt es nach unten, beispielsweise auch in den

Kanal und auf den Brunnengrund. Es gibt viele schriftlich belegte Fälle, wonach jemand in einen alten Brunnen hinabgestiegen und an einer Kohlendioxydvergiftung gestorben ist. 1986 starben Tausende von Menschen in Kamerun an Kohlendioxyd, das aus einer unter einem Vulkansee gelegenen Höhle frei wurde.

Die Erdatmosphäre enthält 0,04 % CO_2 . Würde der CO_2 -Gehalt auch nur um 3 % erhöht, würden alle Lebewesen auf der Erde bewußtlos werden. Sollte der Prozentsatz bis auf 4 % steigen, würden alle Säugetiere und Insekten sterben. Deshalb ist es außerordentlich wichtig, daß unsere Wohnungen und unsere Schlafzimmer gut gelüftet werden. Jeder Mensch braucht ca. 85 m^3 frische Luft in der Stunde.

Wenn wir stark kohlensäurehaltige Getränke zu uns nehmen, erhöhen wir die Menge an CO_2 in unserem Blut und belasten damit unseren Körper schwer.

Durch eine erhöhte CO_2-Belastung kann unser Körper Sauerstoff nicht richtig ausnutzen.

Wenn sich Kohlendioxyd mit Wasser verbindet, entsteht Kohlensäure, die in unserem globalen Ökosystem eine entscheidende Rolle spielt. Diese Säure zersetzt Kalkstein und andere Mineralien und macht diese Mineralien dadurch für Pflanzen nutzbar.

Kohlensäurehaltiges Wasser läßt Pflanzen kräftig wachsen, tut uns aber nicht gut, wenn wir es in größeren Mengen trinken.

In der obersten Bodenschicht vorkommende Mikroorganismen setzen Kohlendioxyd als Teil ihres Stoffwechselprozesses frei. Dadurch entsteht ein

Druck im Boden, der zur Kohlensäurebildung führt, wenn Regenwasser durch die Bodenschichten sickert. Die Kohlensäure wiederum löst Mineralien, die dann von Pflanzen als Nahrung aufgenommen werden. Die überschüssigen Mineralien werden in Flüsse geschwemmt und von Wassertieren und -pflanzen genutzt.

Alkoholische Getränke

In einem kolloidalen System bewirkt eine geringe Menge an Alkohol eine leichte Erhöhung des Zeta-Potentials. Geht die Alkoholmenge darüber hinaus, führt dies zu einer massiven Koagulation im Kolloidsystem.

Es ist entscheidend zu wissen, wieviel Alkohol unser Körper tolerieren kann. Unser Körper stellt eine geringe Menge Alkohol für biologische Zwecke her.

Bier schadet unserem Körper in hohem Maße, da es große Mengen an kationischen mineralischen Elektrolyten enthält. Die Brauereien verwenden das härteste Wasser überhaupt und fügen ihrem Brauwasser dann noch große Mengen kationischer Mineralien zu.

Es ist deshalb verständlich, warum Bier unserem Körper mehr schaden kann als andere alkoholische Getränke.

Die Weinindustrie filtert manchmal den Wein auch mit Asbestfiltern. Kleine Asbestteilchen können dadurch in den Wein gelangen, und wie man weiß, ist Asbest ein sehr starkes Karzinogen. *(Diese Praxis ist in Deutschland heute verboten).*

Kaffee und Tee

Wir haben die Wirkungen von Koffein auf das Zeta-Potential nicht untersucht. Koffein ist eine starke Droge, die die Freisetzung von Adrenalin ins Blut bewirkt. Die meisten in Drogen enthaltenen Alkaloide sind kationisch und zerstören deshalb die Kolloidstabilität.

Nachdem wir ein Jahr lang Flüssigkristallkolloide zu uns genommen hatten, haben wir koffeinhaltige Getränke ganz aus unserer Ernährung verbannt. Es ist enorm, wie unsere Energie und unser Wohlbefinden zugenommen haben.

Kleidung

Naturfasern sind neutral oder leicht positiv geladen. Dadurch zieht derjenige, der sie trägt, negative Ionen an. Die negativen Ionen werden dann über die Atemwege aufgenommen und erhöhen so die Ladung der Kolloide im Blut.

Kleidung aus Kunstfasern wie Polyester und Acryl hingegen ist stark negativ geladen. Diese negative Ladung zieht positive Ionen oder Schmutzteilchen aus der Luft an. Die Schadstoffe gelangen beim Einatmen in die Atemwege, wo sie dann Schaden anrichten können.

Haben Sie je wahrgenommen, daß manche Menschen Zigarettenrauch anzuziehen scheinen? Rauch ist positiv geladen und wird von negativ geladenen Oberflächen angezogen. Wer Freizeitanzüge aus

Polyester trägt, zieht aufgrund des Ladungsdifferentials mehr Schadstoffe an seinen Körper heran.

Salz und andere Gewürze

Wie bereits ausgeführt wurde, ist Salz (Natriumchlorid) kein notwendiger Bestandteil unserer Ernährung. Wir bekommen genug Natrium durch natürliche Lebensmittel. Nahrungsmittelbetriebe und Restaurants geben der Nahrung enorme Mengen an Salz zu, um ihren »Geschmack« zu verstärken.

Natriumglutamat ist ein weiterer gefährlicher Geschmacksverstärker. Es kann migräneartige Kopfschmerzen auslösen, das sogenannte Chinarestaurantsyndrom, das seinen Namen daher hat, weil fernöstliche Restaurants Natriumglutamat in großen Mengen verwenden. Natriumglutamat ist auch ein Konservierungsmittel. Speisen können damit wochenlang bei Zimmertemperatur aufbewahrt werden, ohne daß es zu Bakterienwachstum kommt. Viele Restaurants lagern natriumglutamathaltige Speisen in Aluminiumbehältern. Wenn ein Kunde ein Gericht bestellt, kann dies leicht zusammengestellt, erhitzt und serviert werden.

In Japan nennt man Natriumglutamat Ajinomoto.

Kapitel 13

Wie werden Flüssigkristallkolloide hergestellt?

Flüssigkristallkolloidkonzentrat heißt so, weil gewöhnliches Wasser in Flüssigkristalle umstrukturiert worden ist. Es wird im Labor in einem 33stufigen Prozeß hergestellt.

Es handelt sich dabei um ein kolloidales Mineralstoffkonzentrat mit hohem Zeta-Potential, das aus extrem reinen Bestandteilen zusammengesetzt ist.

Es gibt eine Reihe von Möglichkeiten, kolloidale Teilchen herzustellen. Die Kolloidchemie war früher nur Teil der umfassenderen Wissenschaft der Chemie. Mit der Zeit ist sie zu einer eigenständigen Wissenschaft herangewachsen und gilt heute als unabhängige Wissenschaft mit eigenen Konzepten. *(Kolloidchemie - Voyutsky)*

Die Kolloidchemie befaßt sich als Wissenschaft mit den Eigenschaften von und den Prozessen in heterogenen, hochdispersen Systemen.

Obwohl Kolloide gasförmige Kolloide, feste Kolloide und flüssige Kolloide umfassen können, befassen wir uns bei der Herstellung von Kolloiden mit flüssigen festen Kolloiden mit hohem Energie- bzw. elektrischen Potential.

Kolloide können auf verschiedene Weise gebildet werden. Da dieses Buch keine Abhandlung über Kolloide sein soll, werden nur ein paar dieser Techniken kurz gestreift.

Mahlen

Wenn ein festes Stück Materie mit einer Kugelmühle oder einer Drehtrommel in immer feinere Teilchen gemahlen wird, werden die Teilchen allmählich in immer feinere Strukturen aufgespalten. Mit abnehmender Größe der Teilchen fängt die Oberfläche an, mit geometrischer Geschwindigkeit zu wachsen. So gelangen wir in den kolloidalen Bereich der Materie.

Viele homöopathische Mittel werden mit dieser Technik zubereitet. Für ein Heilmittel sind vielleicht Tage oder sogar Wochen ständigen Mahlens und Verdünnens notwendig, um schließlich den gewünschten kolloidalen Effekt zu erreichen.

Die kolloidalen Teilchen homöopathischer Heilmittel werden im allgemeinen in einem Substrat aus Milchzucker oder Laktose vermahlen. Man geht davon aus, daß das ständige Mahlen des Wirkstoffes in Form eines kolloidalen Teilchens zur Freisetzung atomarer Energie aus dem Kolloid führt. Diese Energie wird dann von dem Trägerstoff, dem Milchzucker, aufgenommen. Wird das Mittel eingenommen, führen die Vorgänge im Körper eine Dissoziation des Milchzuckers herbei und im Anschluß daran eine Freisetzung der ursprünglichen Energie des Arzneimittels in den Körper.

Elektrische Dissoziation

Wenn wir Elektroden, die aus einem erwünschten Metall oder Mineral bestehen, in einen Behälter mit destilliertem Wasser tauchen und dann die Elektroden unter Strom setzen, erzeugen wir unter Wasser eine elektrische Entladung, die bewirkt, daß die Moleküle des Minerals in verschieden große kolloidale Partikel auseinanderbrechen. Dies ist kein besonders gutes Verfahren, da es unmöglich ist, die Größe der Partikel zu steuern. Die dabei entstehenden Kolloide müssen filtriert werden, um die erwünschte Größe der kolloidalen Teilchen zu erhalten.

Fällungen

Bei diesem Verfahren entstehen Kolloide durch die Mischung verschiedener mineralischer Lösungen, die sich aus löslichen Mineralien oder aus Substanzen in Ionenform zusammensetzen. Wenn diese einzelnen Lösungen unter den richtigen Bedingungen verbunden werden, führen elektrochemische Reaktionen zur Bildung unlöslicher kolloidaler Teilchen.

Das Fällungsverfahren wird angewandt, um Kolloide auf natürliche Weise zu bilden. Diese Technik wenden wir an, um unser Flüssigkristallkolloidkonzentrat herzustellen. Alle Bestandteile dieses Konzentrats kann man von Natur aus in Pflanzen und Tieren finden.

Unser Prozeß geht von reinem Wasser aus. Die Anfangsstadien der Kolloidbildung müssen in einer extrem reinen flüssigen Umgebung ablaufen. Wenn in diesem Stadium irgendwelche Verunreinigungen vorhanden sind, werden die sich formenden Kolloide zu groß, und es entstehen keine aktiven energetischen Katalysatoren. Diese größeren Kolloide haben auch eine sehr kurze Lebensdauer. Deshalb gehen wir von extrem reinem, destilliertem Wasser aus. Die Kolloide, die dann schließlich entstehen, sind so klein, daß ihre Lebensdauer auf über 100 Jahre geschätzt wird!

In unser reines Wasser werden unter Einhaltung bestimmter Temperaturen verschiedene Zutaten gemischt, die dann zur Bildung dieser besonderen Teilchen führen. Die Zahl der erforderlichen Schritte beläuft sich auf 33.

Unter Beachtung aller maßgeblichen Bedingungen werden die Bestandteile dann in einem Gerät zusammengeführt. Wir nennen dieses Gerät Tangentialwirbelverstärker. Die Kolloide werden im Zentrum des Wirbels gebildet. Dieser Wirbel erzeugt eine gewaltige negative elektrische Ladung, die durch ein elektrisches Feld ergänzt wird.

Bei diesem Prozeß läuft dreierlei gleichzeitig ab:

1. Die Kolloide werden gebildet.
2. Eine elektrische Ladung wird erzeugt.
3. Die neu entstandenen kolloidalen Teilchen werden von einer organischen polymeren Fettsäure umgeben, die sie schützt und die elektrische Entladung verhindert.

Dieses Herstellungsverfahren entspricht dem, was in der Natur in Gegenden wie dem Hunza-Tal vor sich geht.

Wenn das Gletscherwasser die Berghänge kaskadenartig herabstürzt, nimmt es kolloidale Mineralien auf, die dann von verschiedenen wirbelartigen Strömen geladen werden. Diese sind auf natürliche Weise durch bestimmte Umweltfaktoren entstanden. Das uralte Mineralienbett enthält organische Polymere, die vermutlich von versteinertem Holz herrühren. Dieses Polymer umgibt die kolloidalen Mineralien und schützt sie vor Entladung.

Leider gibt es auf der Erde nur fünf Plätze, an denen diese energiereichen Kolloide in der Natur zu finden sind. All diese Plätze sind praktisch unzugänglich. Durch Umweltverschmutzung wird allmählich auch die Produktion dieser natürlichen kolloidalen Systeme verringert. Es ist deshalb gut möglich, daß diese natürlichen Kolloide im nächsten Jahrzehnt nicht mehr verfügbar sind.

Man braucht eine recht geringe Menge an Kolloiden, um die Struktur des Wassers und damit die Oberflächenspannung zu ändern. Wenn Flüssigkristallkolloide zum Trinken verdünnt werden, beträgt die Gesamtmenge der Kolloide weniger als zehn Teile auf eine Million. Dies entspricht einer homöopathischen Potenz.

Gibt man diese Kolloidmenge in destilliertes Wasser, so sinkt die Oberflächenspannung von 65 auf 55 dyn/cm. Dieser Bereich ist von uns ausgewählt worden, da er für Trinkwasser optimal ist.

Die Oberflächenspannung des Wassers von Hunza beträgt 68, d.h. also, daß unsere Kolloide ein viel höheres Zeta-Potential haben als das im Hunza-Tal vorkommende. Der Herstellungsprozeß von Flüssigkristallkolloidkonzentrat ist so komplex, daß er außerhalb unserer Laboratorien nicht nachvollzogen werden kann - außer natürlich in Gegenden wie dem Hunza-Tal.

Zusammenfassung

Das Flüssigkristallkolloidkonzentrat setzt sich aus mineralstoffreichen Kolloiden mit hohem Zeta-Potential zusammen.

Diese Kolloide werden im Labor geschaffen, sie werden mit einem hohen Zeta-Potential bzw. einer hohen elektrischen Ladung versehen, und sie werden dann durch die Zugabe von Spuren einer natürlichen organischen polymeren Fettsäure, die an der Kolloidoberfläche adsorbiert wird, geschützt.

Wenn diese energiereichen Kolloide gewöhnlichem Wasser beigegeben werden, führen sie eine Strukturierung herbei, die gewöhnliches Wasser zu einem Flüssigkristall werden läßt. Dieser Strukturierungseffekt führt zu einer Herabsetzung der Oberflächenspannung des Wassers.

Der Grad der Strukturierung und der Änderung der Oberflächenspannung hängt von einer Reihe von Faktoren ab. Zu diesen Faktoren gehören die Kolloidkonzentration, das Zeta-Potential, die Kolloidgröße, die Ladung und Konzentration der Elektrolyte und der pH-Wert des Systems.

Die Bildung von Flüssigkristallen ist ein dynamischer Prozeß. Diese Kristalle gehen ständig Bindungen ein und lösen sie auf, und das 1014 mal in der Sekunde.

Die Flüssigkristallstruktur kolloidalen Wassers ähnelt der Struktur lebender Systeme. Alle Flüssigkeiten in lebenden Systemen können mittels mineralischer und organischer Kolloide strukturiert werden.

Verwendungsmöglichkeiten des Flüssigkristallkolloidkonzentrates

Unsere energiereichen Flüssigkristallkolloide verhalten sich genauso wie die Kolloide von Hunza, unsere Kolloide haben lediglich ein viel höheres Zeta-Potential bzw. eine viel höhere elektrische Ladung.

Wenn wir große Mengen dieser Kolloide zu uns nahmen, fiel die Oberflächenspannung unseres Urins in nur einer Stunde von 68 auf 45. Diese Herabsetzung der Oberflächenspannung und die nachfolgende verstärkte Struktur des Bio-Wassers steht mit einer Erhöhung der Körperenergie in Verbindung.

Wir trinken diese hochgeladenen Kolloide nun seit drei Jahren.

Diese Kolloide werden inzwischen von olympischen Goldmedaillengewinnern genommen, von *Mr. Olympia Body Builder*, von Rennpferden, Landwirten und vielen anderen gesundheitsbewußten Menschen auf der ganzen Welt.

Diese Kolloide wurden bis jetzt unter anderem in folgenden Gebieten angewendet: Landwirtschaft,

Betonindustrie, Gartenbau, Blumenzucht, Bergbau, Galvanoindustrie und Kosmetik.

Energiereiche (zeta-potential-reiche) Kolloide können bei fast jeder menschlichen Anstrengung und Arbeit zum Einsatz kommen. Jeder der oben erwähnten Bereiche kann in viele Untergruppen aufgegliedert werden. Zur Zeit spielt die Kolloidchemie in über 7000 Industriezweigen eine wichtige Rolle.

Kapitel 14

Wie wir unser Zeta-Potential erhöhen

Egal wie gesund wir sind, wir können immer noch gesünder werden.

Unsere lebenslange Forschungsarbeit beschäftigt sich in erster Linie mit den Möglichkeiten der Verbesserung der Gesundheit des Menschen.

Zu herabgesetzter Energie und Gesundheit kann es durch Streß, Toxizität und falsche Ernährung kommen. Unsere Studien hatten zur Folge, daß wir eine gesunde Lebensweise entwickelten, die noch ständig weiter verbessert wird. Unsere Lebensweise sieht in groben Zügen folgendermaßen aus:

1. Wir **trinken** täglich etwa 1 1/2 Liter mit **Flüssigkristallkonzentrat aktiviertes Wasser.** Unsere zeta-potential-reichen Kolloide sind die Grundlage, auf der wir unsere Gesundheit aufbauen.

2. Wir haben alle Faktoren aus unserer **Ernährung** verbannt, die geeignet scheinen, die Stabilität der Kolloide zu zerstören. Dazu gehören Kaffee, Tee und Alkohol und alle tierische Produkte, die keinen Platz mehr in unserer Ernährung haben.
   Da sich in verschmutzter Luft eine große Zahl von Kationen befindet, legen wir sehr viel Wert darauf,

unser Leben in gesunder, frischer, sich bewegender Luft zu verbringen. Unser Haus ist sowohl im Sommer als auch im Winter gut gelüftet und hat zahlreiche Ventilatoren, um für eine gute Luftzirkulation zu sorgen. Luft und Wasser, die sich nicht bewegen, stehen ab und werden giftig. Wir leben abgelegen auf dem Land, wo es noch keine Umweltverschmutzung gibt. Wir hüten uns davor, uns dort aufzuhalten, wo Raucher sind.

Um sicherzustellen, daß die Luft in unserem Haus keine Luft-Schadstoffe enthält, reinigen wir sie ständig mit einem Luftreinigungsgerät. Unser Gerät macht sich ein Elektronenfeldeffekt zunutze, um Gifte aus unserer Umgebung zu beseitigen. Es ist u.E. das zur Zeit beste Luftreinigungsgerät auf der Welt.

3. Wir **bewegen** uns jeden Tag, um den Nährstofffluß zu unseren Zellen zu verbessern und die Ausscheidung von Giften aus unserem Körper zu erleichtern.

4. Wir nehmen **Kräuter** zu uns, die wir aus Sri Lanka erhalten. Bei diesen Kräutern handelt es sich um spezielle Extrakte, die seit über 10.000 Jahren von den Deha Dama Kräuterkundigen verwendet werden.

5. Wir würzen unsere Speisen mit unserer eigenen Spezialmischung aus energiespendenden **Kräutern** und **Gewürzen**, die auch aus Sri Lanka stammen. Das Rezept dafür wurde von *Gael* entwickelt.

6. Wir trinken jeden Morgen **frischen Orangensaft** und nehmen auch große Mengen anderer frischer Frucht- und Gemüsesäfte zu uns. Diese Säfte sind voller zeta-potential-reicher Kolloide und anionischer Elektrolyte. Besonders **Karottensaft** enthält sehr viele dieser energiereichen Kolloide. Wie bereits zuvor erwähnt, liegt die Oberflächenspannung von frischem Karottensaft bei einem Wert um 30.

7. Wir nehmen jeden Tag **Luft- und Sonnenbäder.** Unsere Sonnenbäder nehmen wir vor 11 Uhr am Morgen und nach 2 Uhr am Nachmittag.

8. Unsere Kost ist extrem rein und **frei von raffinierten (toten) Nahrungsmitteln.** Unsere momentane Kost besteht aus frischem rohem Obst, Salaten und Gemüse. Wir nehmen überhaupt keine tierischen Produkte zu uns.

9. Wir haben alle **gesättigten Öle** und Fette aus unserer Kost gestrichen. Dazu gehören Butter, Margarine, Erdnüsse und Erdnußöl. Gegen Avocados ist nichts einzuwenden. Wir nehmen feinstes kaltgepreßtes Olivenöl zu Folienkartoffeln und als Salatöl. Wird eine frische Flasche kaltgepreßten Olivenöls angefangen, empfiehlt es sich, den Inhalt einer 1000 mg Vitamin-E-Ölkapsel zu dem Olivenöl zu geben. Dadurch wird es mehrere Monate lang davor bewahrt, ranzig zu werden.

Uns ist klar, daß nicht jeder ein Leben führen kann, das so rein wie das unsere ist. Der wichtigste Punkt auf unserer Liste ist das Flüssigkristallkolloidkonzentrat.

Wie Sie sich ins Gedächtnis zurückrufen werden, haben alle Nahrungsstoffe eine kritische Oberflächenspannung, die überwunden werden muß, bevor die Nahrungsteilchen von den Verdauungssäften »benetzt« werden können. Wenn die Oberflächenspannung der Verdauungssäfte über dem für dieses Nahrungsmittel kritischen Punkt liegt, können die Nährstoffe vom Körper nicht richtig verdaut und verwertet werden.

Da wir große Mengen unserer Kolloide zu uns nehmen, stellen wir eine niedrige Oberflächenspannung sicher, die der Körper braucht, um die Nährstoffe aus der verzehrten Nahrung voll zu verwerten.

Wir wissen, daß sich Gifte, die aus dem Körper nicht ausgeschieden werden können, im Gewebe und in den Organen ansammeln. Untersuchungen mit einem Dunkelfeldmikroskop haben gezeigt, daß Toxine zur Geldrollenbildung (Blutklumpenbildung) bei den Erythrozyten beitragen, also dazu, daß Blutkörperchen leicht zusammenkleben. Zu dieser Zusammenballung kann es kommen, weil das Zeta-Potential der Zellen aufgrund sich angesammelter und/oder aufgenommener Toxine abgenommen hat.

Eine Reihe von Untersuchungen mit dem Blut Gesunder hat ergeben, daß sich Zusammenballungen von Erythrozyten innerhalb von fünf Minuten, nachdem die Betreffenden ein Glas Flüssigkristallkolloide getrunken haben, rückgängig machen lassen.

Wenn sich Blutkörperchen zusammenballen, verlieren sie ihre Fähigkeit, Sauerstoff und andere Nährstoffe zu transportieren. Dies liegt daran, daß die Gesamtoberfläche der Zellen zurückgegangen ist. Wenn die Zellen zusammenkleben, nimmt ihre Gesamtoberfläche beträchtlich ab.

Haben sich die Blutzellen zusammengeballt oder angehäuft, fühlt sich der Betreffende müde und lustlos, da zusammen mit dem Sauerstofftransportvermögen des Blutes die Beweglichkeit der Blutkörperchen beeinträchtigt wird.

Eine Erhöhung des Zeta-Potentials und eine nachfolgende erhöhte Beweglichkeit der Blutkörperchen führt zu einem gesteigerten Wohlbefinden und mehr Energie, da der Transport von Sauerstoff in den Körper und von Toxinen aus dem Körper verbessert worden ist.

Selbst wenn unsere Ernährungsempfehlungen für viele Leser zu rigoros sind, fordern wir Sie doch dringend auf, in Ihren täglichen Speiseplan so viel frischen rohen Saft und so viel Obst wie möglich aufzunehmen. Frische rohe Mungobohnen- und Alfalfasprossen sind auch voller Kolloide mit hohem Zeta-Potential.

Wenn Kolloide mit hohem Zeta-Potential aufgenommen werden, stellt sich ein normales Energieniveau ein, und der Körper ist voller lebensprühender Energie.

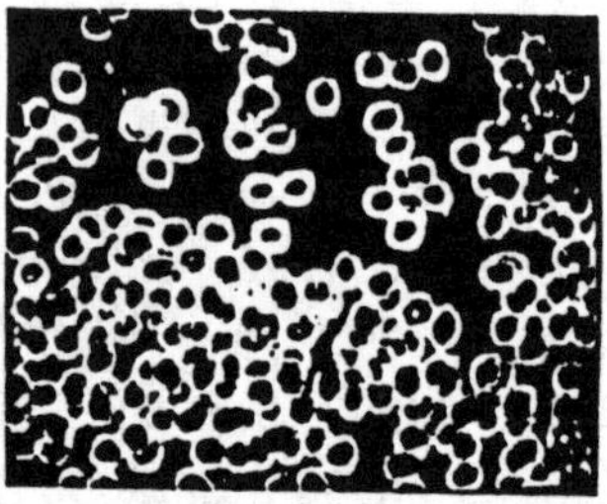

Verklumpte Blutkörperchen

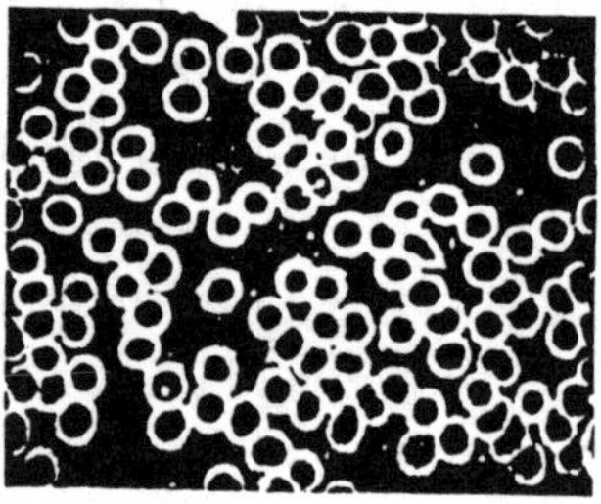

Blutkörperchen nach Einnahme von Kolloiden (ca. 15 Minuten)

Die Wirkung von Kolloiden auf Blutkörperchen

Wir sehen hier das Blut eines Gesunden, nachdem er eine große Mahlzeit mit hohem Fettgehalt zu sich genommen hat. Das obere Bild zeigt die roten Blutkörperchen aufgrund eines Zeta-Potential-Verlusts unbeweglich und zusammengeklumpt. Zu diesem Zeitpunkt fühlte sich der Betreffende müde und lustlos.

Das untere Bild zeigt das Blut desselben Menschen, fünfzehn Minuten nachdem er ein Glas mit Flüssig-

kristallkolloiden getrunken hat. Das Zeta-Potential der Blutzellen ist wiederhergestellt, und die Zellen sind getrennt und beweglich. Der Betreffende fühlte sich glänzend und energiegeladen.

Nachdem das Zeta-Potential wiederhergestellt ist, wird auch der Sol-Zustand der Zellen wiederhergestellt, und sie können so wieder als wirksame Nährstoffträger fungieren.

Anhang

Die Chemie der Welt der Kolloide

(Gekürzte Fassung. Original: Rockefeller Center Weekly vom 31.10.1935.)

Reader's Digest - März 1936

Eine Gruppe leitender Angestellter saß gespannt und stumm in einem Büro des RCA-Gebäudes in New York City. Sie starrten ungläubig auf eine purpurrote Orchidee. Kurze Zeit zuvor war sie von einem Abfallhaufen gerettet worden, ein verwelktes, gelbes Etwas, fast tot. Jetzt waren die Blütenblätter frisch und fest, von leuchtender Farbe. Sie erstrahlte in neuem Leben, und sie tat dies noch die nächsten 16 oder 17 Tage lang.

Dr. Frederick S. Macy, einer der hervorragendsten Bakteriologen der USA, hatte einen Teelöffel voll einer bernsteinfarbenen Flüssigkeit zu einem Liter Wasser in die Blumenvase gegeben. Hier hatte man eine eindrucksvolle Vorstellung von den Mysterien, die in dem verhältnismäßig unerforschten Bereich der Wissenschaft, bekannt als Kolloidchemie, vor uns liegt. Es war eines von unzähligen Experimenten, die diese Herren im Auftrag ihrer international bekannten pharmazeutischen Gesellschaft ein Jahr oder länger miterlebten. Ein paar Tage später unterzeichneten sie einen Vertrag, der ihnen 18 Jahre lang die Rechte an einer Lösung gab, die der in *Dr. Macys* Flasche entsprach. Von diesem Zeitpunkt an sollten mehr als 2.000.000 $ im Jahr dafür investiert werden.

Praktische Kenntnisse über die Kolloidchemie erhält man dann, wenn man sich einmal vorstellt, daß lebende Gewebe und Organe riesige Ansammlungen von Zellen sind; es gibt Milliarden davon. Die Energie, die eigentliche Lebenskraft dieser Zellen, stammt von bestimmten Mineralien und Metallen, darunter Eisen, Jod, Mangan, Kupfer. Von diesen chemischen Stoffen gibt es im menschlichen Körper etwa 32 dominante und etwa ebensoviele Spurenelemente. Die Kolloidchemie befaßt sich als Wissenschaft mit der Umwandlung dieser Elemente in winzige Partikel, die so klein sind, daß sie von lebenden Zellen verwertet werden können.

Normalerweise versorgt die Natur die Zellen mit diesen Elementen in ihrer kolloidalen Form. Die Wissenschaft hat nun gelernt, diese Kolloide im Labor herzustellen. *»In letzter Zeit ist Leben durch die Wirkung von Kolloiden verlängert worden«,* sagt *Dr. Macy, »und bessere Kenntnisse der Materie werden sicher dazu führen, daß die normale Lebensdauer verlängert wird.«* Bei der scheinbar toten Orchidee war Kupfer in kolloidaler Form notwendig, um das richtige Gleichgewicht zwischen den Mineralien und Metallen herzustellen, aus denen sich die Lebenszellen der Blume zusammensetzten. Als das Gleichgewicht wiederhergestellt war, begannen die Zellen wieder zu funktionieren, und die Orchidee lebte wieder.

In den Kolloidlaboratorien Amerikas gibt es einen Film, sicher der sonderbarste, der je auf der Leinwand gezeigt worden ist: ein Film über einen Kopfschmerz. Handelnde sind die Nerven in einem millionenfach vergrößerten menschlichen Kopf. Man sieht den Kopfschmerz. Diese Nervenendfasern sind ein wirres Durcheinander, sie winden und krümmen sich. Dann sieht man die Kolloide kommen. Diese Retter, kleiner noch als die Blutkörperchen, marschieren geradewegs zu der Stelle, an der ein Ungleichgewicht zwischen den vitalen Metallen besteht. Man sieht, wie diese im Labor entstandenen Kolloide direkt am Störungsherd die Normalität wiederherstellen. Dann sieht man, wie die Nerven sich zu krümmen aufhören, wie sie sich entspannen und wieder ihre richtige Position einnehmen.

Dr. Steinmetz, ein Zauberer auf dem Gebiet der Elektrizität, ersann eine Methode, wie Kolloide in der Behandlung von Nebenhöhlenbeschwerden eingesetzt werden können. Im »Bide a Wee Home«, New Yorks berühmtem Krankenhaus für Katzen und Hunde, kann Räude in drei Tagen geheilt werden, was früher drei Monate dauerte. Eine große Stadt im mittleren Westen der Vereinigten Staaten wurde das Kropfproblem los, nachdem der Wasserversorgung kolloidales Jod beigegeben worden war. Eine bekannte Institution, die sich mit der Behandlung von Alkoholismus befaßt, experimentiert gerade mit einer kolloidalen Lösung, mit der offensichtlich nicht nur die Wirkungen exzessiven Trinkens überwunden werden können, sondern auch das starke Verlangen nach Alkoholischem beseitigt wird. Eine solche Behandlung besteht aus der Zufuhr von Metallen, Gold und

Jod, durch die das Ungleichgewicht korrigiert wird, das die Gifte des Alkohols herbeigeführt haben.

Die Wirkung der Kolloide ist teilweise durch elektrische Einflüsse erklärbar. Kranke, abgestorbene und verbrauchte Zellen werden durch elektromagnetische Kräfte von den Kolloiden angezogen, so wie Eisenspäne von einem Magneten angezogen werden. Die Kolloide tragen diese abgebauten oder giftigen Substanzen ins Blut, und diese werden dann ausgeschieden

Ein einfaches Beispiel gibt eine Vorstellung von den immensen Kräften, die frei werden. Gehen wir einmal von einem Eisenwürfel mit einer Seitenlänge von 2,5 cm aus. Die Gesamtoberfläche wäre 37,5 cm^2. Die elektrische Ladung befindet sich an der Oberfläche, deshalb ist die Ladung um so größer, je größer die Oberfläche ist; und wenn wir den Eisenwürfel in kleinere Teile teilen, vergrößern wir die Gesamtoberfläche. In der Kolloidchemie ist es möglich, diesen Eisenwürfel in so kleine Teile zu teilen, daß man sie nicht mehr erkennen kann. Anstatt von einer 37,5 cm^2 großen Oberfläche geht elektrische Energie so von einer über 500.000 m^2 großen Fläche aus.

In kolloidaler Form ist Jod beispielsweise eines der Elemente, die für das Wohlbefinden der menschlichen Zellen unentbehrlich sind. Wenn Sie jedoch 100 bis 200 mg freies Jod zu sich nehmen würden, würde es Sie umbringen. *Dr. Macy* hielt, während er dies erklärte, einen Viertelliterbecher voll kolloidalen Jods hoch. »Dies hier«, sagte er, *»entspricht 50 g freiem Jod, genug, um 300 Menschen umzubringen.«* Und er trank es. In kolloidaler Form ist Jod nicht nur unschädlich, sondern wohltuend. Das gleiche gilt für Arsen und andere tödliche Gifte.

Die Kolloidchemie wurde von *David Graham,* einem britischen Chemiker, vor 50 Jahren entwickelt, doch den Wissenschaftlern ist erst in letzter Zeit bewußt geworden, welchen enormen Einfluß sie in der Medizin, der Landwirtschaft und der Industrie haben wird. *»Wir haben das Fernsehen«,* sagte kürzlich einer der größten Gelehrten auf der Welt, *»es steht meiner Meinung nach für unsere Zeit nur noch eine große Entwicklung aus, und zwar die des vierten Zustands der Materie neben den drei anderen Land, Wasser und Luft.«*

In *Dr. Macys* Worten: *»Das Studium dieser Phänomene stellt den Weg zum Gipfel menschlichen Wissens dar.«*

(Anmerkung des Herausgebers: 500.000 m^2 sind 50.000.000.000 cm^2. Die Ladung nimmt so um das über 100millionenfache zu!)

Oberflächenspannung

Uns erreichten eine Reihe von Fragen hinsichtlich der Beziehung zwischen der Oberflächenspannung und Flüssigkristallkolloiden. Es gibt eine Reihe von Faktoren, die manipuliert werden können, um in destilliertem Wasser unterschiedlich hohe Änderungen der Oberflächenspannung herbeizuführen. Zu diesen Faktoren gehören:

1. Kolloidkonzentration in Teilchen/Million (ppm) (Milligramm/Liter).
2. Zeta-Potential bzw. elektrische Ladung der Kolloide.
3. Größe der Kolloide. – Die Größe der Kolloide kontrolliert die Oberfläche – dies kann man auch in der Form Oberfläche/Gramm ausdrücken.
4. Reinheit des Wassers, in dem sich die Kolloide befinden. Gewisse Unreinheiten beeinträchtigen die Stabilität.
5. pH-Wert des Systems, das Säure-Basen-Gleichgewicht.
   Dieses Gleichgewicht reguliert die Zahl freier Wasserstoffionen in der Lösung. Diese wirken sich auf die Stabilität und das Zeta-Potential aus. Mit dem pH-Wert kann ein kolloidales System auf verschiedene Zwecke hin »eingestellt« werden.
6. Zeitfaktor. Die Zeit, nachdem Kolloide dem Wasser zugesetzt worden sind. Der Strukturierungseffekt nimmt zu und pendelt sich dann nach einer bestimmten Zeit ein.
   Indem wir diese Variablen ändern, können wir jeweils eine andere endgültige Oberflächenspannung herstellen, die je nach Änderung zwischen 25 und 68 dyn/cm liegt. Auf diese Variablen soll im folgenden näher eingegangen werden.

1. Kolloidkonzentration

Elektrisch geladene Kolloide fungieren bei der Bildung von Flüssigkristallen als winzige elektrische

»Keime«. Je mehr Kolloide wir haben, desto mehr wirkt sich das auf die Bildung von Flüssigkristallen aus. Dies trifft bis zu einer kritischen Kolloidkonzentration zu. Wenn dieser Punkt erreicht ist, kann vieles passieren: die Oberflächenspannung erreicht ihren Tiefpunkt und das System kann wegen einer sehr hohen Ladungsdichte instabil werden.

2. Zeta-Potential

So wie die elektrische Ladung der Kolloide zunimmt, nimmt auch der Effekt auf die Struktur der Flüssigkeit zu. Wir haben hier wieder kritische Grenzwerte: wenn das Potential einen gewissen Punkt erreicht, wird das System instabil. Wenn die Ladung zu niedrig ist, ist es auch instabil. Wenn die Energie des Systems erhöht wird, nimmt seine Stabilität ab, da es Energie an seine Umgebung abgeben möchte. Je mehr das Zeta-Potential den kritischen Punkt übersteigt, desto kürzer ist die Lebensdauer des kolloidalen Systems. Wenn das Zeta-Potential zu niedrig ist, können sich die Kolloide nicht durch elektro-magnetische Kräfte abstoßen. Sie stoßen zusammen, gehen dabei polymere Bindungen ein und verlieren in diesem Prozeß an Oberfläche und Energie.

3. Kolloidgröße

Kolloide können zwischen 100 Angström und 10 Mikron groß sein. Je kleiner das Kolloid, desto größer ist die Gesamtoberfläche einer bestimmten Teilchenmenge pro Million. Mit abnehmender Größe der Kolloide nimmt die Lebensdauer oder Stabilität des Systems zu. Flüssigkristallkolloide haben eine berechnete Lebensdauer von mehr als 100 Jahren. Wenn die Kolloide einem Größenwachstum unterworfen sind oder polymerisieren, verkleinert sich die Oberfläche, das Zeta-Potential leidet darunter und Zufallskollisionen führen zu einem noch größeren Wachstum. Der Prozeß wiederholt sich, bis das System zerstört ist.

4. Reinheit des Wassers

Je reiner das Wasser, desto weniger Störungen gibt es bei der Bildung von Flüssigkristallstrukturen. Wenn das Wasser Mineralien mit einer den Kolloiden entgegengesetzten Ladung enthält, werden diese Mineralsalze leicht von den Kolloiden angezogen und stören damit die Bildung von Flüssigkristallen.

5. pH-Wert des Systems

Der pH-Wert ist eine Maßzahl für vorhandene freie Hydrogen- und Hydroxylionen in einer Lösung. Bei einem pH-Wert von 7,0 besteht ein Gleichgewicht zwischen diesen Ionen. Steigt der pH-Wert, überwiegen die negativ geladenen Hydroxylionen (OH^-).

Nimmt der pH-Wert ab, überwiegen die positiv geladenen Hydrogenionen (H^+). In der Kolloidchemie ist der pH-Wert entscheidend, da sich Änderungen im pH-Wert auf das Zeta-Potential auswirken. Für jedes kolloidale System gibt es hinsichtlich seiner Lebensdauer und seinem Zeta-Potential einen optimalen pH-Wert. Indem wir den pH-Wert verändern, können wir das Zeta-Potential auf einen kritischen Punkt hinaufsetzen, an dem die Oberflächenspannung einen absoluten Tiefpunkt erreicht, aber auch die Lebensdauer des kolloidalen Systems am kürzesten ist. Beispielsweise können wir, indem wir den pH-Wert einer bestimmten Flüssigkristallkolloidkonzentration ändern, jeweils verschiedene Werte für die Oberflächenspannung erhalten, die je nach Änderung zwischen 25 dyn/cm und 65 dyn/cm liegen. Die Lebensdauer des kolloidalen Systems bei 25 dyn/cm beträgt ein paar Stunden, die bei 65 dyn/cm hingegen übersteigt bei weitem 150 Jahre!

6. Zeitfaktor

Wenn wir dem Wasser Kolloide zufügen, beobachten wir eine Änderung der Oberflächenspannung, die in Abhängigkeit von der verstrichenen Zeit verschieden ausfällt. Beispielsweise kann die Oberflächenspannung von 73 dyn/cm auf 65 dyn/cm sinken, wenn eine bestimmte Kolloidmenge dem Wasser beigegeben wird. Nach 30 Minuten können wir womöglich eine Oberflächenspannung von 55 dyn/cm beobachten, und nach zwei Stunden kann sie bei 45 dyn/cm liegen. Der Zeitfaktor hängt mit der Zeit zusammen, die Flüssigkristalle brauchen, um sich um die kolloidalen »Keime« zu bilden.

Das Flüssigkristallkolloidkonzentrat für Getränke ist ausgewogen, was pH-Wert, Teilchenzahl pro Million, Zeta-Potential und Kolloidgröße betrifft, so daß seine Haltbarkeit bei ca. 100 Jahren liegt, solange es nicht verschmutzt wird.

Wenn Flüssigkristallkolloidkonzentrat reinem mineralstofffreiem Wasser zugesetzt wird, wird dieses letztendlich auf eine zwischen 55 und 65 dyn/cm liegende Oberflächenspannung eingestellt.

Dieser Bereich ist auf jahrelange Versuche hin ausgewählt worden. Wir wählten den Bereich zwischen 55 und 65 dyn/cm aufgrund unserer Untersuchungen der Oberflächenspannung von Flüssigkeiten, die wir aus frischem Obst und Gemüse gewonnen hatten. Die Oberflächenspannung des Kolloidwassers von Hunza liegt bei etwa 68 dyn/cm. Die obige Faktoren können geändert werden, um beträchtliche Änderungen der Oberflächenspannung herbeizuführen, während gleichzeitig dieselbe Konzentration kolloidaler Faktoren beibehalten wird. Wenn diese Faktoren geändert werden, wird die Lebensdauer des geänderten Wassersystems kritisch.

Wenn diese Kolloide in lebende Systeme aufgenommen werden, können die Verdauungssäfte im Magen den pH-Wert auf eine Weise ändern, daß sich die Oberflächenspannung vom Bereich 55 bis 65 dyn/cm auf einen viel niedereren Bereich hin, beispielsweise auf 30-35 dyn/cm, verschiebt.

Innere Energie und Flüssigkristallkolloide

Der Entwicklungsprozeß von Flüssigkristallkolloiden hat zu einer Reihe von aufregenden zusätzlichen Entdeckungen geführt. Diese Kolloide, die als Träger oder Beförderer von Mineralien fungieren, können dazu verwendet werden, andere Substanzen in lebende Systeme zu transportieren.

Tests mit Schnittblumen und anderen Pflanzen haben ergeben, daß ihre Wasser- und Nährstoffaufnahme um 400 % zunimmt, wenn sie mit einer Flüssigkristallkolloidlösung versorgt werden. Kontrollpflanzen erhielten destilliertes Wasser. Diese steigende Effizienz, was die Flüssigkeitsaufnahme betrifft, kann ein Weg aus der Nahrungsmittelknappheit sein. Wenn ein bestimmtes geographisches Gebiet um 50 % weniger Regen hat, heißt es, daß die Gegend unter einer schweren Dürre leidet. Wenn wir unsere Kolloide richtig einsetzen könnten, könnten wir gewöhnliche Pflanzen in der Wüste zum Blühen bringen. Aus der Sicht der Pflanze würde der halbtrockene Boden »normale« Feuchtigkeit liefern.

Was für Pflanzen gilt, trifft auch für Tiere zu. Diese energiereichen Kolloide fungieren möglicherweise als effizientere Nährstoffträger. Vorausgehende Experimente mit Vitaminen und Kräuterauszügen zeigen eine eindeutige Absorptionszunahme.

Riboflavin, Vitamin B_2, ist ein quantitativ leicht im Urin zu messendes Vitamin. Tests mit Riboflavin haben eine um 500 % höhere Aufnahme ergeben, wenn es anstatt mit destilliertem Wasser mit Flüssigkristallkolloiden genommen wird.

Aufgrund dieser Experimente haben wir eine Reihe von Kräuter- und Vitaminrezepten entwickelt, die sich diese phänomenale Fähigkeit der Kolloide, als Nährstoffträger zu fungieren, zunutze machen.

Wenn wir Vitamine und Mineralstoffe in der Nahrung zu uns nehmen, entgeht ein großer Prozentsatz lebenswichtiger Nährstoffe der Aufnahme durch den Körper. Mit zunehmendem Alter nimmt unsere Fähigkeit, Nährstoffe aus der Kost aufzunehmen, immer mehr ab. Dieser Zustand kann nicht dadurch korrigiert werden, daß wir mehr essen. Unser Körper neigt leider dazu, die »schlechten« Nährstoffe aufzunehmen und die »guten« abzusondern. Wir begegnen täglich Fettleibigen, die eigentlich an Unterernährung leiden.

Mit zunehmendem Alter nimmt die Funktion unseres Immunsystems um durchschnittlich 1 % im Jahr ab. Das Immunsystem nennt man auch das reticuloendotheliale System (RES).

Dieses System verteidigt den Körper nicht nur gegen Eindringlinge von außen, ihm untersteht auch die Reinigung des Körpers von Toxinen. Das RES verteidigt den Körper gegen Gifte und Eindringlinge von außen und ist gleichzeitig dafür verantwortlich, daß neue Zellen geschaffen und ernährt werden. Das RES ist ein zentraler Computer, dessen Aufgabe die Erhaltung einer guten Gesundheit ist. Im Alter von 18 bis 21 Jahren ist das RES auf dem Gipfel seiner Effizienz. Mit zunehmendem Alter nimmt seine Leistungsfähigkeit langsam ab.

Wenn wir jünger sind, können wir gegen kleinere Infektionen ankämpfen, doch mit zunehmendem Alter können harmlose Infektionen oder Erkältungen zu lebensbedrohenden Vorfällen werden.

Alle wichtigen Forschungsprojekte, die sich mit dem Anhalten oder Verlangsamen des Alterungsprozesses befassen, befassen sich mit der Verlangsamung der Degeneration des Immunsystems oder RES.

Wir haben eine Reihe von Rezepten für Kräuter-Vitamin-Getränke entwickelt, die vielleicht das Vermögen des Körpers vergrößern, das RES wieder auf sein höchstmögliches Leistungsniveau zu bringen.

Zu den gefeiertsten und vielversprechendsten wissenschaftlichen Arbeiten in unserem Jahrhundert gehört das Werk von *Dr. Alexis Carrel*. *Dr. Carrel*, der am Rockefeller Institut arbeitete, gewann den Nobelpreis in Medizin mit der Darlegung dieser eindrucksvollen Hypothese: *»Die Zelle ist unsterblich. Nur die Flüssigkeit, in der sie sich befindet, degeneriert. Erneuert man ab und zu die Flüssigkeit, gibt man den Zellen, was sie zur Ernährung brauchen, dann geht, soviel wir wissen, pulsierendes Leben wohl für immer weiter.«*

Der Körper eines Säuglings hat bei der Geburt einen durchschnittlichen Wassergehalt von 97 %. Wenn wir erwachsen sind, beträgt unser durchschnittlicher Wassergehalt 70 %. Mit zunehmendem Alter nimmt der durchschnittliche Wassergehalt zusammen mit unserer Flexibilität, unserer Jugend und unseren vitalen Körperfunktionen ab. Was verdrängt das Wasser, das unsere Zellen so notwendig brauchen? Die Antwort ist: anorganische Mineralien und Toxine, die in den Zellen gespeichert werden.

Da die Flüssigkristallkolloide die Wasseraufnahme bei Pflanzen um 400 % anheben, ist es möglich, daß diese Kolloide auch den vitalen Wassergehalt der Zellen erhöhen, indem sie zur Ausscheidung von Toxinen beitragen.

Aufgrund unserer kolloidalen Studien glauben wir, daß es keinen einzigen Bereich im menschlichen Leben gibt, der nicht durch energiereiche Zeta-potential-Kolloide verbessert werden kann.

Erhöhte Energie

Eine Reihe von Leuten, die unser Flüssigkristallkolloidkonzentrat verwenden, haben uns berichtet, daß sie mehr Energie verspüren und sich besser und stärker fühlen.

Da Kolloide keine direkte Energie in Form von Kalorien liefern können, ist zu untersuchen, woher diese innere Energie kommt.

Wir glauben, daß eine robuste Gesundheit und sprühende Energie bei uns allen potentiell möglich ist. Die Ansammlung von Giften im Körper und eine Fehlernährung können als Lethargie und als Depressionen manifest werden.

Da sich Kolloide mit hohem Zeta-Potential hervorragend für den Nährstofftransport und die Reinigung eignen, können sie die aus dem Körper auszuscheidende Toxinmenge erhöhen und beim Transport von Nährstoffen in die Zellen helfen. In der Folge steigt unsere biologische Effizienz, wodurch ein normales Energieniveau wiederhergestellt wird. Die Energie, die wir verspüren, ist also der Aktivierung normaler Energiereserven zuzuschreiben.

Egal wie gesund wir sind, wir können immer noch gesünder werden.

Wasserfakten

1. Wasser gehörte zusammen mit frischer Luft zur **orthodoxen medizinischen Wissenschaft** der alten Griechen, des alten Roms und Ägyptens.
2. In allen **alten Religionen** wurde für die Reinigung des Körpers reines Wasser verwendet. Es galt als »heilig«, weil es den Körper heilte.
3. Die **Griechen** erreichten ein Niveau klaren Denkens und physischer Perfektion, das nie übertroffen worden ist. Die Qualität ihres Trinkwassers war der wichtigste Faktor im Leben der Griechen.
4. Die Aufnahme und Freisetzung von **Kohlendioxyd** durch die Gewässer der Erde setzt die Mutter Natur ein, um das Gleichgewicht der Gase in unserer Atmosphäre zu steuern.
5. **Pflanzen** leben von der Nahrung, die sie aus Wasser, Sonnenlicht, Kohlendioxyd und anorganischen Mineralien aufnehmen. Tier und Mensch sind den Naturgesetzen unterworfen.

6. Nahezu jede **Zivilisation** entstand und entwickelte sich an den Ufern der großen Flüsse der Erde.
7. Die **Körpertemperatur** wird durch die Dynamik des Wassers gesteuert.
8. Der Körper kann nicht mehr als **drei Tage ohne Wasser** überleben.
9. Das **menschliche Gehirn** setzt sich aus ungefähr 15.000.000.000 (15 Milliarden) Gehirnzellen zusammen, die mindestens zu 70 % aus Wasser bestehen.
10. Ungefähr 92 % des **Blutes** besteht aus Wasser.
11. Der Körper ist in der Lage, durch **Oxidation** von Zucker, Fett und Protein einen Teil seines eigenen destillierten Wassers zu erzeugen.
12. Nach Sauerstoff ist **Wasser** die Substanz, die wir am meisten brauchen und der wir am wenigsten mißtrauen.
13. Es gibt **verschiedene Arten von Wasser:** Regenwasser, Schneewasser, Rohwasser, gekochtes Wasser, hartes Wasser, weiches Wasser, Leitungswasser, schweres Wasser, entionisiertes Wasser, filtriertes Wasser, Gletscherwasser und destilliertes Wasser, um nur einige zu nennen.
14. Ungefähr 15 bis 17 % des **Gesamtwassergehalts** des Körpers wird in den Muskeln gespeichert, weitere 10 bis 15 % in der Haut.
15. Bei unserer **Geburt** bestehen wir zu ungefähr 97 % aus Wasser, sind wir erwachsen, beträgt unser Wasseranteil noch 70 %. Mit zunehmendem Alter verhärtet unser Körper, da unser Wasserbin-

dungsvermögen schwindet. Der **Alterungsprozeß** ist ein langsamer Prozeß des Wasserentzugs.

16. Der durchschnittliche **erwachsene Körper** enthält etwa 42,5 l Wasser.
17. Eine äußerst wichtige Funktion des Wassers ist, **Gifte** und überschüssige **Salze** aus dem Körper auszuwaschen.
18. **Chemikalien**, die im Leitungswasser vorkommen, werden vom Körpergewebe der Arterien, Venen, Gelenke und vitalen Organe gespeichert.
19. **Reines Wasser** in Verbindung mit zeta-potentialreichen Kolloiden hilft, die funktionale Einheit des lebenden Systems wiederherzustellen.
20. Der Durchschnittsmensch nimmt in seinem Leben genug **anorganische Mineralien** zu sich, um davon von sich selbst eine Steinstatue in Originalgröße entstehen zu lassen.
21. **Wasserenthärter** beseitigen harte Mineralien aus dem Wasser, ersetzen sie aber durch Salz.
22. Wasser kann durch eine Membran zu einer konzentrierteren Lösung dringen. Diesen Vorgang nennt man **Osmose**.
23. Der zweitbeste Weg, um den menschlichen Körper vollkommen zu reinigen und die Zellen zu ernähren, ist, große Mengen reinen mineralstofffreien **destillierten Wassers** zu trinken. Der allerbeste Weg, um den Körper von diesen Unreinheiten zu befreien, führt über die Aufnahme von destilliertem Wasser, dem **Flüssigkristallkolloide** mit hohem Zeta-Potential zugeben wurden.

Über die Autoren

Dr. Patrick Flanagan ist Wissenschaftler, Erfinder, Forscher, Sportler, der viele Preise gewonnen hat. Er ist Menschenfreund, Pilot und Autor von sieben Büchern, darunter der internationale Bestseller »Pyramid Power« (Die Kraft der Pyramiden). Mit 17 Jahren wurde er vom LIFE MAGAZINE zu den besten zehn Wissenschaftlern Amerikas gezählt.

Dr. Flanagan begann seine Karriere als Wunderkind der Elektronik. Mit 8 Jahren Amateurfunker, verkaufte er mit 11 seine erste Erfindung, einen ferngesteuerten Flugkörperdetektor, an die amerikanische Regierung. Mit 14 erfand er das Neurophon, ein Hörgerät, das selbst Tauben ermöglicht zu hören und es möglich macht, das Langzeitgedächtnis des Gehirns direkt zu programmieren. Mit 19 gehörte er zum Gemini Raumflugteam und arbeitete für die NASA an den Gemini-Abschußcomputern. Mit 23 arbeitete er für die US-Marine und konstruierte Computer, die die menschliche Sprache für das Mensch-Delphin-Kommunikationsprogramm in die Sprache der Delphine übertrugen. Er ging dann dazu über, für sich allein zu forschen, und er hat es bisher auf über 300 Erfindungen gebracht, darunter das Elektronenfeldgenerator-Luftreinigungssystem und das Kristallenergie-Getränkekonzentrat, ein Flüssigkristallkolloidkonzentrat.

Er erhielt 1972 seinen Doktor der Philosophie, und 1977 wurde er zum Professor für Psychologie ernannt. Von der renommierten Academia Gentium Pro-Pace in Rom wurde er mit Academicum Ex Classe Tibi Legitima bedacht. In »Leaders in American Science« (Die Besten der amerikanischen Wissenschaft) wird er seit 1962 geführt, und von der amerikanischen Academy of Achievement (Akademie der Errungenschaften) wurde er mit einem Preis ausgezeichnet.

Er ist einige Male um die Welt gereist und hat dabei nach den Geheimnissen der Neubelebung und der Integration der Bioenergiesysteme des Körpers gesucht.

Gael Crystal Flanagan ist *Dr. Patrick Flanagans* Frau und an dessen Forschungsarbeit beteiligt. Sie ist eine international bekannte Dozentin, Schriftstellerin und Ernährungsberaterin. Den Großteil der letzten beiden Jahrzehnte hat sie damit zugebracht, zu erforschen, wie es in verschiedenen Teilen der Welt um die Gesundheit bestellt ist. Sie hat sich die letzten 18 Jahre streng vegetarisch ernährt und hat einen Ernährungsplan entwickelt, mit dem man sich vollkommen gesund erhalten kann.

Sie war an der Leitung eines der ersten ganzheitlich orientierten Gesundheitszentren Amerikas beteiligt und ist Gast zahlreicher Radiosendungen. Sie hat überall in der Welt über Gesundheitsfragen doziert.

Im Moment schreibt sie gerade drei Bücher mit ihrem Ehemann, *Dr. Patrick Flanagan. Gael* unterweist auch in körperliche Fitneß und lehrt ein Übungssystem, daß Alterungssymptome rückbildet. Sie hat sich auf die Verwendung von Kristallen für die Heilung des Körpers und die Verbesserung der Umwelt spezialisiert.

Gael und *Patrick* erhielten vor kurzem ihren Doktor der Medizin von der renommierten Medicina Alternativa in Colombo, Sri Lanka. Dieser Doktorgrad wurde ihnen beim Multi Disciplinary World Medical Congress (Weltkongreß mehrerer medizinischer Disziplinen) in Colombo verliehen.

Patrick und *Gael* wurde die Ehre zuteil, das erste Paar in der Geschichte zu sein, das im Königszimmer der Großen Pyramide von Gizeh in Kairo, Ägypten, getraut wurde.

Hinweis

Die Autoren leben zurückgezogen und widmen ihre Zeit der Forschung und dem Schreiben. Sie stehen deshalb nicht für Konsultationen zur Verfügung, empfangen keine Besucher und geben keine Interviews. Sie können unmöglich alle Briefe beantworten, doch wenn irgendeinem Leser unbedingt nach Schreiben zumute ist, kann er dem Herausgeber schreiben, zu Händen der Autoren. Dies ist der einzige Weg, auf dem man mit den Autoren in Kontakt kommen kann. Der Herausgeber dieses Buches ist nicht autorisiert, irgend jemandem die Adresse der Autoren zu geben.

Stichwortverzeichnis

Literaturhinweise

Theodor Schwenk
»Das sensible Chaos«
Freies Geistesleben,
Stuttgart

Dr. Fritz Albert Popp
»Biologie des Lichts«
Parey, Hamburg
»Bericht an Bonn«
VGM, München,
»Biophotonen«
Verlag für Medizin,
Heidelberg,
»Molekulare Aspekte
der Malignität«
Grundlagen & Praxis, Leer
»Neue Horizonte
in der Medizin«
Haug, Stuttgart

Dr. Norman W. Walker
»Frische Frucht- und
Gemüsesäfte«
Waldthausen, Ritterhude

Unsere Buchempfehlungen

Dr. Paul C. Bragg und Dr. Patricia Bragg

Wasser – Das größte Gesundheitsgeheimnis

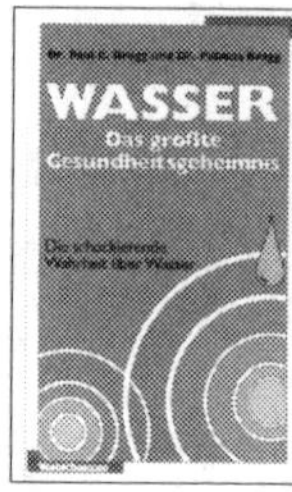

Die schockierende Wahrheit über Wasser. Ohne Wasser kann der Mensch kaum 72 Stunden überstehen, ohne daß er in einen halb bewußtlosen Zustand verfällt. Aber es ist auch das Wasser, das vorzeitiges Altern sowohl beim Menschen als auch bei Tieren verursacht. Auch viele Krankheiten werden durch das Trinken von mineralhaltigem Wasser verursacht. Dieses Buch enthüllt die Ursachen, warum Menschen und Tiere lange vor ihrer eigentlichen Zeit sterben. Über 50 Jahre intensiver Forschung sind in diesem Buch niedergelegt.

Dr. Norman W. Walker

Wasser kann Ihre Gesundheit zerstören!

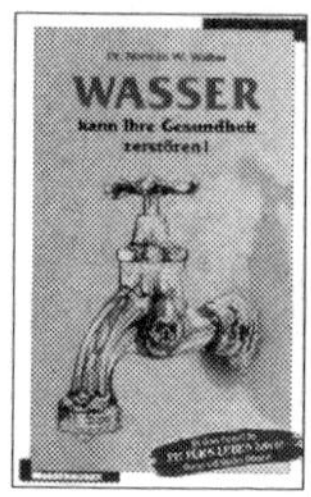

Mit Mineralien belastetes Wasser kann zu Krampfadern, Arthritis, Krebs und Herzinfarkt führen. Dieses Buch zeigt, wie wichtig Wasser für unsere Gesundheit, aber auch wie schädlich für unseren Körper »verunreinigtes« Wasser sein kann. Besonders eindeutig wird die Einwirkung des Wassers auf unser Drüsensystem beschrieben. *Dr. Walker* zeigt Ihnen, wie Sie sich vor Schadstoffen im Wasser schützen können, welches Wasser für Ihre Gesundheit am besten ist und welche segensreiche Wirkung natürliche Lebensmittel wie Früchte, Salate und Gemüse und deren Säfte für Sie haben.

Waldthausen Verlag · 27718 Ritterhude

Unser Verlagsprogramm

Pollmächer »Gesund werden – Ratgeber für biologische Heilweisen«

Sauer »Fußreflexzonentherapie mit Liebe und Licht«

Shelton »Fasten kann Ihr Leben retten« – »Richtige Ernährung mit natürlicher Nahrung« – »Syphilis – Irrtum der Medizin?«

Spiller »Dein Darm – Wurzel der Lebenskraft«

Stukenbrock »Strom-Monopol heizt unsere Atmosphäre auf«

Tilden »Mit Toxämie fangen alle Krankheiten an«

Walker »Darmgesundheit ohne Verstopfung« – »Frische Frucht- und Gemüsesäfte« – »Jünger werden« – »Natürliche Gewichtskontrolle« – »Strahlende Gesundheit« – »Täglich frische Salate erhalten Ihre Gesundheit« – »Wasser kann Ihre Gesundheit zerstören«

Walker/Langer »Zurück aufs Land«

Wandmaker »Dick & krank« – »Willst Du gesund sein? Vergiß den Kochtopf!«

Yiamouyiannis »Früher alt durch Fluoride« – »Gesundheit aktiv«

Zeitschrift

»Fit fürs Leben« – Die Zeitschrift für Ihre Gesundheit (6x jährlich, A4-Format, z. T. 4farbig, 48 Seiten)

Lebenskunde-Schriftenreihe:

Schrift 1: Milch – Quelle der Gesundheit oder Krankheit? • *Schrift 2*: Lebenskraft durch Fleisch? Ein Märchen! • *Schrift 3*: Fleisch – Ursache von Zivilisationskrankheiten • *Schrift 4*: Gesund bleiben – gesund werden, durch natürliche Ernährung • *Schrift 5*: Unser Wasser – Ursache von Krankheiten • *Schrift 6*: Vegetarismus gestern und heute • *Schrift 7:* Gesund sein ist ganz einfach • *Schrift 8:* 2000 Jahre Erfahrung im biologischen Landbau

Schaubilder:

Lebensmittel-Kombinationstabelle • Endokrine Drüsen • Dickdarmtherapie • Fußreflexzonen-Therapie • Einheimische- und exotische Früchte • Vital-Transmitter

Wer ist der beste Arzt der Welt?
Natürlich unser Körper selbst!
Wie entfalten Sie Ihre Selbstheilungskräfte?
Werden Sie GesundheitsPraktikerIn
mit dem 2jährigen Fernlehrgang der natürlichen Gesundheitslehre

Waldthausen Gesundheits-Schule
DAS LEBEN LERNEN

Waldthausen Verlag · 27718 Ritterhude